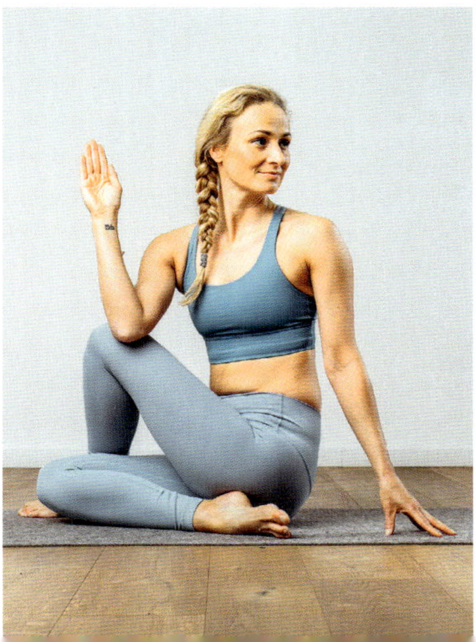

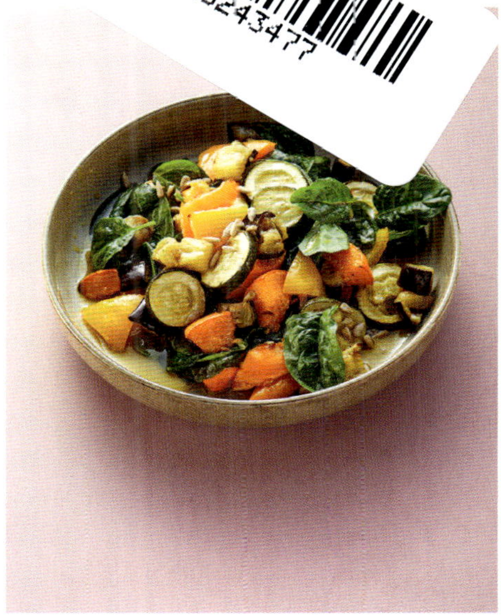

SERVICE

Der Reizdarm geht mit einer Vielzahl von Beschwerden einher. Mit der passenden Therapie und einem insgesamt gesunden Lebensstil können Sie diese jedoch in den Griff bekommen. Lassen Sie sich ein auf unseren ganzheitlichen Ansatz!

Prof. Dr. med. Martin Storr
ist Facharzt für Innere Medizin und Gastroenterologie. Sein Schwerpunkt liegt auf der Behandlung von funktionellen und entzündlichen Magen- und Darmerkrankungen. Er engagiert sich in klinischen Studien, in der Erstellung von Behandlungsleitlinien und der Fortbildung. Seine langjährigen Praxiserfahrungen fließen in seine Ratgeber ein. Prof. Storr betont: »Mir ist es wichtig, dass Patienten von neuesten wissenschaftlichen Erkenntnissen profitieren und dass Ihnen sinnvolle Maßnahmen gut erklärt werden.«

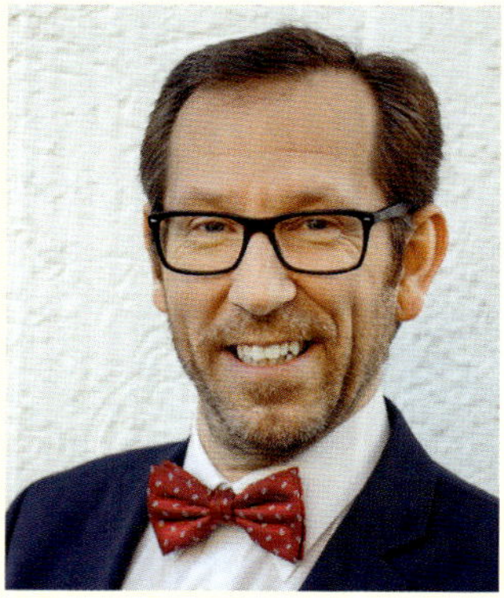

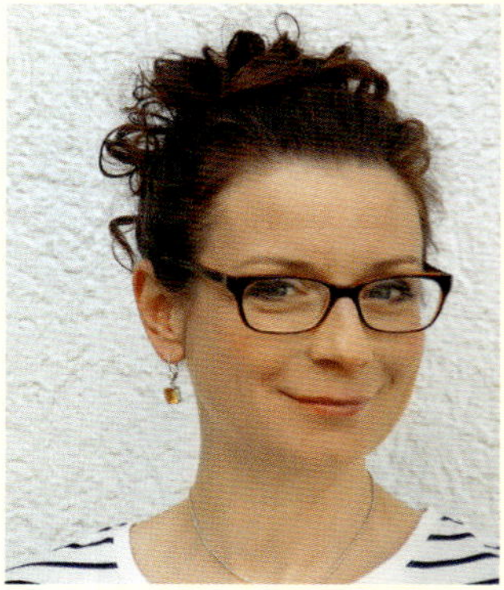

Dr. med. Constanze Storr
ist Fachärztin für Allgemeinmedizin und Ernährungsmedizin in München. Ziel ihres ganzheitlichen Therapieansatzes bei Reizdarm ist es, jedem Patienten Behandlungsmethoden passend zu seinem individuellen Symptommuster aufzuzeigen. Dies schließt Ernährungs- und Entspannungsmaßnahmen, Stressreduktion und psychische Gesundheit ebenso ein wie Tipps zur Aktivitätssteigerung. Dr. Storr sagt: »Manchmal sind Medikamente erforderlich, oft lassen sie sich aber vermeiden, wenn an den Maßnahmen aktiv mitgearbeitet wird.«

EIN WORT VORAB

15 Prozent der Bevölkerung leiden an Bauchbeschwerden, die unter dem Begriff Reizdarm zusammengefasst werden. Das Beschwerdebild ist bunt: von Bauchkrämpfen direkt nach dem Essen bis zu dumpfen Dauerschmerzen, von Blähungen bis zu Windabgängen im Übermaß, von breiigem Stuhlgang bis zu Verstopfung. Für die Betroffenen bedeutet dies eine deutliche Einschränkung ihrer Lebensqualität.
In diesem Ratgeber finden Sie, basierend auf unserer haus- und fachärztlichen Sichtweise, alle wichtigen Hintergrundinformationen zum Thema Reizdarmsyndrom und alles Wissenswerte bezüglich Diagnostik und Therapie. Wir haben für Sie einen Überblick über ganzheitliche Therapiemaßnahmen zusammengestellt, die Ihnen helfen können, wenn die Diagnose Reizdarmsyndrom gestellt wurde. Dazu gehören Entspannungsverfahren wie Meditationen, Reizdarmyoga, Achtsamkeitstraining und Massagetherapie mit aromatischen Ölen.
Auch Ihre Ernährung, Ihr Lebensstil und Ihr Stressmanagement spielen eine bedeutende Rolle. Diesen Aspekten sollten Sie vor der Medikamenteneinnahme Ihre Aufmerksamkeit schenken.
Wir erklären Ihnen die Grundzüge der modernen Reizdarmernährung und stellen Ihnen leckere Gerichte vor, die Sie leicht zubereiten können. Zudem haben wir ein ganzheitliches Programm für Sie entworfen, das all diese wissenschaftlich fundierten Maßnahmen kombiniert und sich einfach in den Alltag integrieren lässt. Mit diesem Programm ist es möglich, die Beschwerden gut unter Kontrolle zu bekommen. Ihre Lebensqualität wird spürbar steigen und ein normales Leben wieder möglich.

Auf diesem Weg wünschen wir Ihnen viel Erfolg!

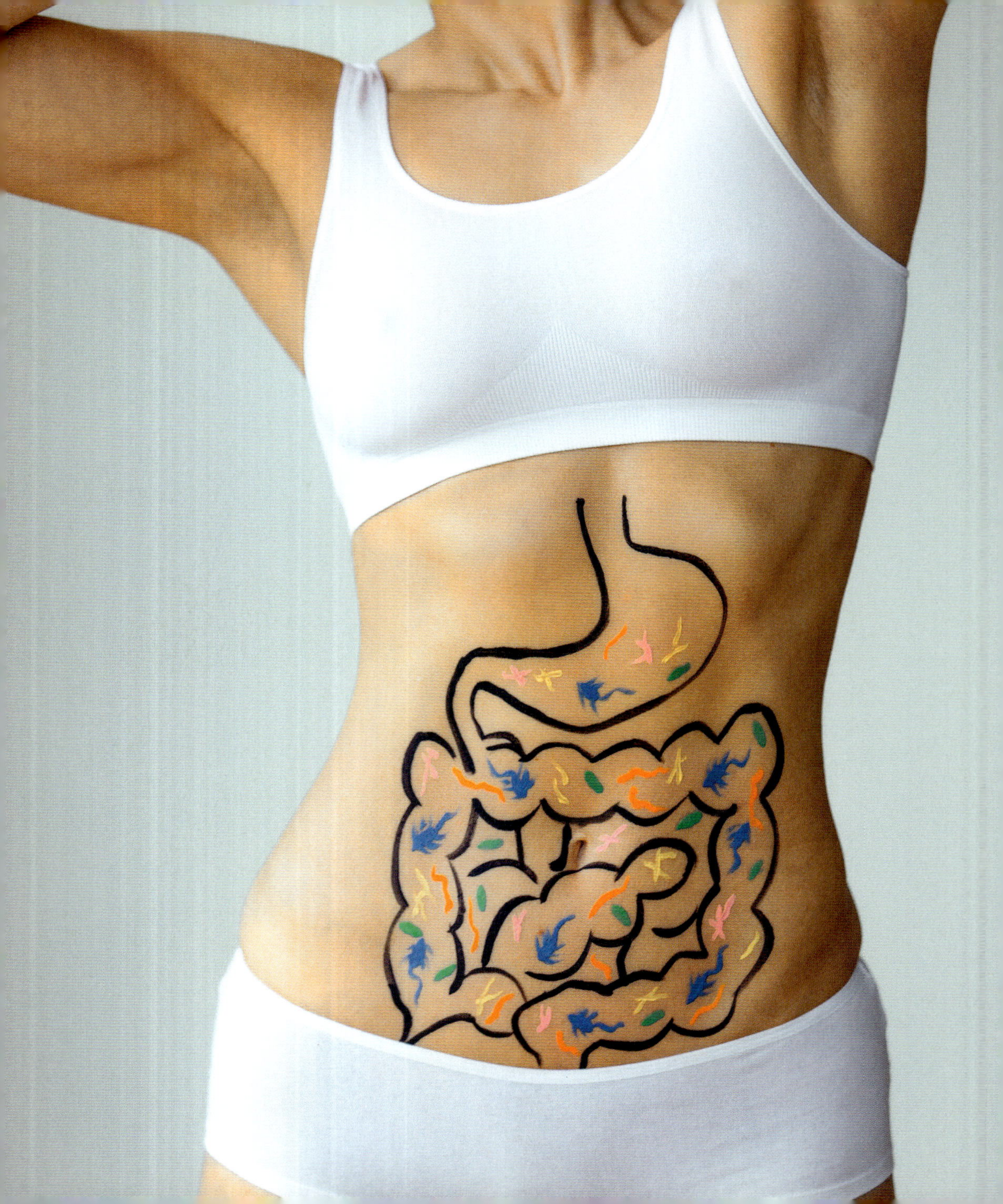

AUFRUHR IN DER KÖRPERMITTE

Das Reizdarmsyndrom ist keine Einbildung, keine Befindlichkeitsstörung und auch kein Grund, sich zu schämen. Ganz im Gegenteil: Der Reizdarm ist ein reales Krankheitsbild, für das es eine eindeutige Definition gibt und das vom Arzt gut diagnostiziert werden kann.

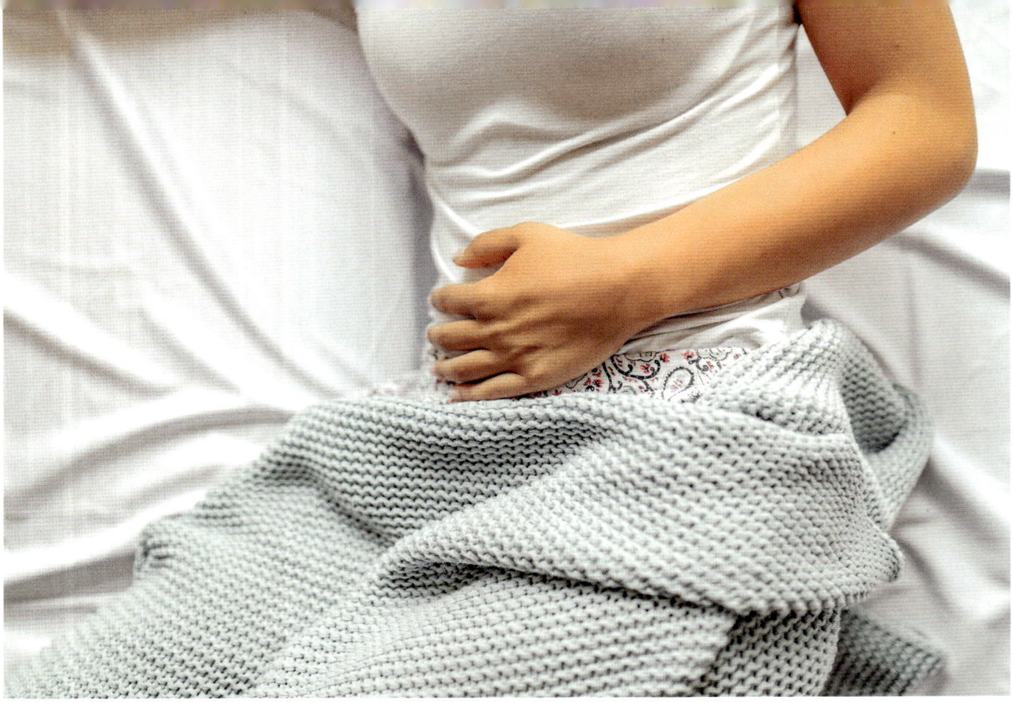

WAS IST EIN REIZDARM?

Viele Menschen werden von Bauchbeschwerden geplagt. Die Erscheinungsformen und ihre Begleitumstände sind dabei höchst unterschiedlich. Bei manchen sind die Schmerzen krampfartig oder wellenförmig, bei anderen bestehen sie dauerhaft. Viele Betroffene berichten, dass die Probleme nach dem Essen schlimmer werden, andere beobachten bei sich eine Verschlechterung durch körperlichen oder psychischen Stress. Einzelne berichten auch, dass die Beschwerden ohne erkennbaren Auslöser auftreten. Manchmal sind die Schmerzen kurz und nach dem Stuhlgang eine Zeit lang besser, manchmal bestehen sie tagelang. Einige Menschen wachen in der Nacht wegen dieses Unwohlseins auf, bei den meisten kommen nächtliche Unterbrechungen des Schlafs aber nicht vor.

DIE SYMPTOME

Zusätzlich kommt es zu Veränderungen des Stuhlgangs in Farbe, Form und Häufigkeit, die von einer etwas zu schnellen oder etwas zu langsamen Darmbewegung herrühren und entweder Durchfall oder Verstopfung verursachen. Bei manchen Betroffenen besteht nur eine Tendenz zu einer dieser Stuhltexturveränderungen, bei anderen wiederum ist das gesamte Stuhlverhalten wechselhaft und jeder Gang zur Toilette wird zur Überraschung. Auch Blähungen beziehungsweise ein geblähter Bauch kommen häufig vor.
Erschwerend gesellt sich eine Vielzahl von begleitenden Symptomen hinzu: Dazu gehören Abgeschlagenheit, körperliche Schwäche, Leistungseinbußen, Morgentiefs, Allergiegefühle, Gelenkbeschwerden, laufende Nase, Kopfschmerzen, Benebeltsein, Stimmungsschwankungen, Hautprobleme, Frustration und viele andere, teilweise auch sehr unspezifische Beschwerden.
Bestehen die Probleme auch ohne Nahrungsaufnahme oder ohne Verbesserung nach einer Stuhlentleerung, dann lässt sich der Zusammenhang mit dem Magen-Darm-Trakt oft nur schwer herstellen. Es sollten dann auch andere Ursachen intensiver bedacht werden.
Zu den häufigsten Symptomen eines Reizdarmsyndroms gehören jedoch:

- Stuhldrang
- Durchfall
- Verstopfung
- Bauchschmerzen
- Blähungen/Blähbauch
- Flatulenz
- Völlegefühl
- Aufstoßen
- Außerdem körperliche Beschwerden wie Kopfschmerzen und Schmerzen an anderen Stellen des Körpers
- Sowie psychische Beschwerden wie Unruhe, Angst, Erschöpfung, depressive Verstimmungen

BEGRIFFSKLÄRUNG

Wie Sie sehen, sind der Reizdarm und seine Begleitsymptome ein wahrlich variables Krankheitsbild, und das schlägt sich auch im Namen der Erkrankung nieder. Der Begriff Reizdarmsyndrom ist umfassend, unspezifisch und abschreckend zugleich:
»Reiz« als Hinweis darauf, dass es irgendeinen Auslöser geben muss, der aber nicht genauer definiert werden kann.
»Darm« als zentrales Ausgangsorgan der Beschwerden oder als Dreh- und Angelpunkt des Krankheitsbildes.
»Syndrom« als Hinweis darauf, dass es nicht ein typisches Symptommuster gibt, sondern verschiedenste Symptome zusammenkommen, es sich also um einen bunten Strauß von Symptomen handelt, die in unterschiedlichen Ausprägungsgraden auftreten. Der Begriff »Syndrom« ist in diesem Zusammenhang eigentlich nicht richtig, da er ein eher gleichförmiges Symptomspektrum suggeriert.

»Reizdarmspektrum« wäre eine deutlich zutreffendere Bezeichnung, da dies der Verschiedenheit der individuellen Krankheitsverläufe gerechter werden würde.
Ebenso variabel wie das Krankheitsbild ist auch seine Historie: Früher wurde das Krankheitsbild »Reizkolon« oder »nervöser Darm«, »Colon irritabile« beziehungsweise »irritierter Dickdarm« genannt. Erst im Lauf der medizinischen Entwicklung wurde in der Bezeichnung und Betrachtung aus dem »Dickdarm« der »gesamte Darm« und aus dem »irritiert« ein »gereizt«. Das rührt hauptsächlich daher, dass wir inzwischen wissen, dass das Krankheitsbild eben nicht nur den Dickdarm, sondern vielmehr den gesamten Darm und zusätzlich auch die dieses Organ kontrollierende Steuerung betrifft.

ROM-KRITERIEN

In Kürze zusammengefasst besagen die sogenannten Rom-Kriterien, dass es sich beim Reizdarmsyndrom um Bauchschmerzen handelt, die in den letzten drei Monaten an mindestens einem Tag pro Woche aufgetreten sind, die sowohl vom Arzt als auch vom Betroffenen auf den Bauch bezogen werden und bei denen Stuhlgangsveränderungen auftreten. Gestützt wird die Diagnose, wenn sich die Bauchbeschwerden durch eine Stuhlentleerung bessern. Denn dies ist ein sehr typisches Phänomen, das bei den meisten, aber nicht bei allen Betroffenen auftritt.

JEDER DARM IST ANDERS

Nicht nur für die Betroffenen ist jeder Reizdarmtag ein anderer. Auch für die Ärzte, die verschiedene Reizdarmpatienten sehen, ist jeder Patient anders, sowohl in der Ausprägung seiner Beschwerden als auch hinsichtlich der Auslöser seiner Symptome.
Das hat dazu geführt, dass eine internationale Expertenkommission für das Reizdarmsyndrom eine einfache Definition erstellt hat. Mit diesen sogenannten Rom-Kriterien, die weltweit zur Diagnostik eingesetzt werden, können Ärzte sehr sicher die Diagnose Reizdarmsyndrom stellen.

Zahlreiche Betroffene können für ihr Reizdarmsyndrom selbst ein klares auslösendes Ereignis benennen. Wenn dieses Ereignis ein Magen-Darm-Infekt war, nach dem der Normalzustand nicht wieder eingekehrt ist und Schmerzen oder Durchfall weiter bestehen bleiben, obwohl der Infekt schon ausgeheilt ist, dann spricht man von einem postinfektiösen Reizdarmsyndrom.

Eine Volkskrankheit

Das Reizdarmsyndrom ist eine ausgesprochen häufige Erkrankung. In Deutschland leiden 15 Prozent der Bevölkerung unter Reizdarmbeschwerden, es kann daher von einer

Volkskrankheit gesprochen werden. Das bedeutet jedoch nicht, dass diese 15 Prozent wegen ihrer Beschwerden auch einen Arzt aufsuchen, denn viele Betroffene versuchen zunächst, sich durch Ernährungsumstellungen und andere Maßnahmen selbst zu helfen. Es bedeutet aber, dass 15 Prozent der Bevölkerung an chronischen oder wiederkehrenden Verdauungsbeschwerden leiden, die die Kriterien eines Reizdarmsyndroms erfüllen und die Lebensqualität beeinträchtigen.

ES KANN UNS ALLE TREFFEN

Reizdarmbeschwerden treten weltweit auf und werden in anderen Regionen wie etwa der asiatischen Welt sogar deutlich häufiger beobachtet als in Europa. Dies mag unterschiedliche Gründe haben, die mit Ernährung, Umweltverschmutzung oder Stressbelastung zusammenhängen. Festzuhalten ist, dass das Reizdarmsyndrom keine Erkrankung unserer modernen Ernährung und keine Erkrankung unseres modernen Lebensstils ist. Allerdings können beide Einflussfaktoren bekanntermaßen zur Beschwerdeentstehung beitragen und dies spiegelt sich auch in den Therapiemaßnahmen wider.
Interessant ist, dass die verschiedenen Formen des Reizdarmsyndroms wie der Durchfalltyp (RDS-D), der Verstopfungstyp (RDS-O) und der gemischte Typ (RDS-M) ungefähr gleich häufig vorkommen, obwohl diesen Typen vermutlich unterschiedliche Auslöser zugrunde liegen. Frauen und Männer sind vom Reizdarmsyndrom gleichermaßen betroffen. Ebenso ist bekannt, dass die Beschwerden in allen Altersgruppen auftreten. Ein Häufigkeitsgipfel ist zwischen dem 15. und dem 30. Lebensjahr beschrieben. Der Grund für diesen Altersgipfel ist nicht bekannt.
Wenn Beschwerden auftreten, geht es zunächst darum, das Problem zu erkennen, die Mechanismen zu verstehen und nach Lösungsmöglichkeiten zu suchen. Wie bereits erwähnt, konsultieren die meisten Betroffenen zunächst keinen Arzt, sondern helfen sich selbst. Dies ist möglicherweise auch der Grund, weshalb Sie sich diesen Ratgeber gekauft haben. Nur wenn dies nicht gelingt oder wenn alarmierende Symptome wie Gewichtsverlust oder andere Warnzeichen wie Blutauflagerungen auf dem Stuhl hinzukommen, ist der Weg zum Arzt unausweichlich, damit dieser durch entsprechende Diagnose- und Therapiemaßnahmen die passende Behandlung festlegen kann.

SUBTYPEN DES REIZDARMSYNDROMS

Unterschieden werden drei Verlaufsformen des Reizdarmsyndroms: Der **Durchfalltyp (RDS-D)**, der **Verstopfungstyp (RDS-O)** und der **gemischte Typ (RDS-M)**. Blähungen und Bauchschmerzen treten bei allen Subtypen des Reizdarms auf.

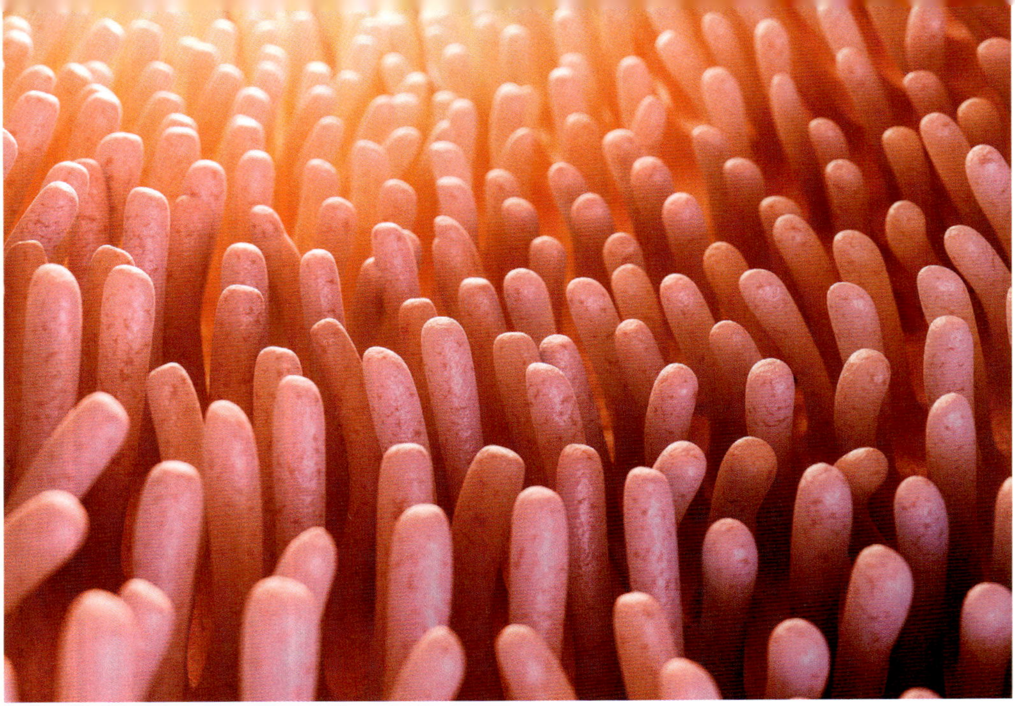

VIELFÄLTIGE URSACHEN

Für das Reizdarmsyndrom gibt es nicht die eine Ursache. Vielmehr löst ein ganzes Spektrum teilweise sehr gut bekannter Ursachen die Beschwerden in ihrer Gesamtheit aus. Unveränderbare Ursachen liegen in der Genetik, also dem Erbgut, und damit auch in der eigenen Nervenzellausstattung jedes Einzelnen begründet. Hier ist zentral die Darm-Hirn-Achse zu nennen – eine Nervenverbindung, über die Gehirn und Darm kommunizieren. Eng damit verbunden ist das Konzept der »viszeralen Hypersensitivität«, einer Überempfindlichkeit des Darms, bei der sowohl die Nervenzellen als auch die Darm-Hirn-Achse die zentrale Rolle innehaben. Weitere Ursachen im Bereich des Darms wie eine gestörte Darmbeweglichkeit, also die Motorik und Peristaltik, oder eine gestörte Darmflora, also Veränderungen in der Bakterienzusammensetzung im Darm, sind ebenfalls von Bedeutung. Weniger gut bekannte Ursachen sind Veränderungen der Abwehrfunktion im Bereich der Darmschleimhaut, Veränderungen der Wassersekretion der Schleimhaut und eine erhöhte Durchlässigkeit der Darmschleimhaut. Diese erhöhte Durchlässigkeit wird heutzutage oft als »Leaky Gut« **(siehe Seite 19)** bezeichnet. Auch Veränderungen im Serotoninstoffwechsel sind weniger gut charakterisiert, können aber ebenfalls einen störenden Einfluss auf die Darmfunktion haben. Häufige Co-Faktoren des Reizdarmsyndroms, die leicht erkannt werden können, sind Stress und Infektionen des Magen-Darm-Traktes. Sogar mit Umweltfaktoren wie Feinstaub sind Zusammenhänge nachgewiesen. Umwelteinflüsse tragen über toxische Wirkungen zum Reizdarmsyndrom bei, denn die Umweltverschmutzung stresst unseren Körper.

DIE HAUPTAUSLÖSER

Unter all diesen Ursachen spielen aber vor allem die Darm-Hirn-Achse, die viszerale Hypersensitivität, psychische Faktoren, eine gestörte Darmmotorik sowie eine veränderte Darmflora und unsere Ernährung die Hauptrollen. Deshalb lohnt es sich, diese Punkte im Folgenden genauer zu beleuchten. Und an genau diesen Stellen setzt dann auch unser speziell entwickeltes Reizdarmprogramm an **(siehe Seite 97)**.

»DIESES KRIBBELN IM BAUCH …«

Emotionalität und Stress werden oft in das Darmnervensystem abgeleitet und dann im Bauch wahrgenommen, obwohl die Empfindung dort eigentlich nicht hingehört. Kinder bekommen Bauchschmerzen, wenn sie schwindeln oder sich schämen. Verliebte haben Schmetterlinge im Bauch. Und wer unter Stress steht, trifft Bauchentscheidungen, die entlastend wirken.

Darm-Hirn-Achse

Die Darm-Hirn-Achse ist die zentrale Verbindung, über die Groß- und Darmhirn kommunizieren. Hier verständigen sich, vereinfacht gesagt, unser Bewusstsein (Großhirn) und unser unbewusstes Handeln (Großhirn) mit den koordiniert ablaufenden Vorgängen im Darm (Darmhirn). Diese Kommunikation funktioniert in beide Richtungen: Unser Großhirn möchte wissen, was wir in welcher Menge aufgenommen haben, und der Darm möchte wissen, in welcher Reihenfolge er was damit tun soll. Zugleich kommuniziert unser Darm aber auch Gefühle und andere Wahrnehmungen wie Unwohlsein, Bauchschmerzen und Bauchkrämpfe. Diese kontinuierliche Kommunikation findet größtenteils unbewusst statt. Wir nehmen lediglich Störungen im Ablauf wahr, die sich in Beschwerden äußern.

Der weitaus größte Teil der Darm-Hirn-Kommunikation erfolgt über Nervenzellen. Sie leiten über das Rückenmark Informationen an das Großhirn weiter, die zu direkten Funktionsänderungen im Darm führen und daraufhin Empfindungen oder Verhaltensweisen auslösen. Ein kleiner Teil der Kommunikation läuft auch über die Blutbahn mit Botenstoffen/Hormonen oder über das Immunsystem mit Immunzellen. Doch wo viel reguliert wird, kann auch einiges schiefgehen. Fehlfunktionen, also falsche Informationsverarbeitungen, können sich in die Darm-Hirn-Achse einschleichen: Dann kommt es zu Funktionsstörungen oder zu falschen Wahrnehmungen wie beispielsweise Bauchschmerzen. Einzelne solcher Fehlfunktionen hat jeder; problematisch wird es, wenn es zu viele werden.

Viszerale Hypersensitivität

Schmerzen, die teilweise auf Fehlfunktionen in der Darm-Hirn-Achse zurückzuführen sind, können unter anderem mit dem Konzept der »viszeralen (den Darm betreffenden) Hyperalgesie (vermehrten Schmerzempfindung)« erklärt werden. Lassen Sie uns das an einem einfachen Beispiel erläutern: Darmgas in normaler Menge verursacht üblicherweise keine Bauchschmerzen. Bei einem Infekt ist der Darm aber empfindlicher und schon durch die übliche Menge Darmgas kommt es zu Bauchschmerzen und -krämpfen. Nach dem Infekt kehrt für gewöhnlich wieder der Ausgangszustand zurück. Beim Reizdarm bleibt die erhöhte Empfindlichkeit jedoch bestehen und normale Darmgasmengen werden als schmerzhaft empfunden, denn in unserem

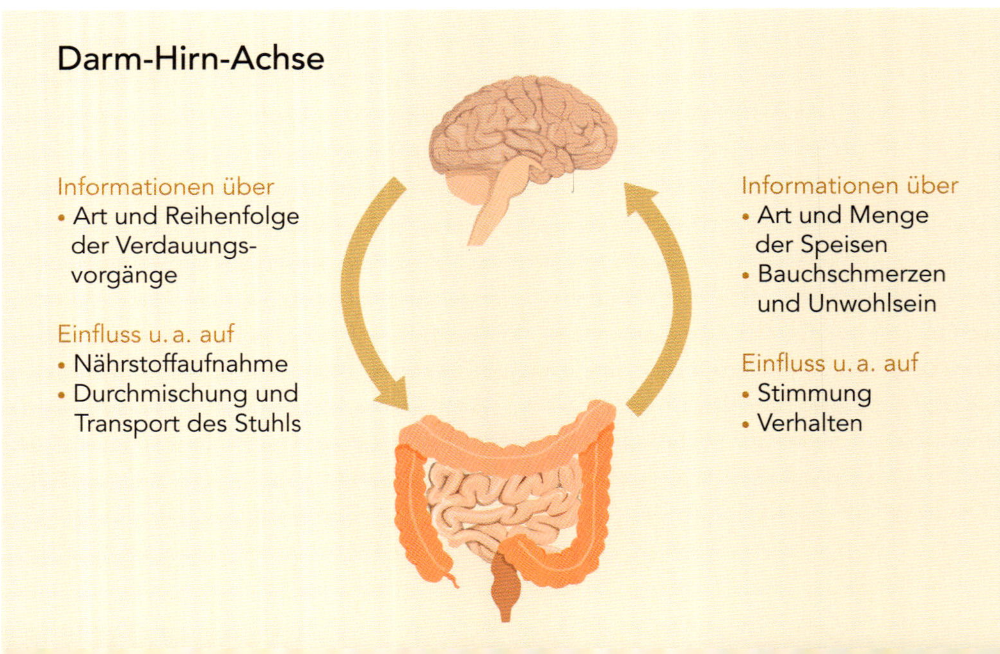

Schmerzgedächtnis wurde eine falsche Verknüpfung zwischen Darmgas und Schmerzen abgespeichert. Da all diese Regulationskreise in Nervenzellen stattfinden, sind die in den Nervenzellen abgespeicherten Fehlinformationen wesentliche therapeutische Ansatzpunkte in der Reizdarmtherapie. Durch unsere neuronale Plastizität (Veränderbarkeit von Nervenverbindungen) können wir Informationen zwar nicht löschen, wir können Teile unseres Nervensystems aber neu strukturieren und damit indirekt überschreiben.

Exzellent für die Therapie geeignet sind deshalb Entspannungsprogramme, hypnotisierende und psychotherapeutische Maßnahmen oder Meditation und, wenn dies nicht hilft, auch Medikamente, die auf das Nervensystem einwirken. Denn all diese Maßnahmen zielen darauf ab, der Darm-Hirn-Achse die Möglichkeit zu geben, Nervenverbindungen zu reaktivieren und neue zu etablieren.

Die Rolle des Nervensystems

Das Reizdarmsyndrom wird heutzutage als somatische Erkrankung, also eine von Organen ausgehende Erkrankung angesehen. Das war nicht immer so. Früher herrschte die Meinung vor, dass es sich ausschließlich um eine psychische oder um eine psychosomatische Erkrankung handelt, und manchmal wird diese Sichtweise immer noch propagiert.

Die Ansicht, dass es sich um ein rein psychisches Problem handeln könnte, nährt sich unter anderem daraus, dass Patienten mit einer chronischen Erkrankung wie dem Reizdarmsyndrom meist auch psychische Beschwerden entwickeln. Denn chronische Erkrankungen sind belastend und schränken die Lebensqualität ein. Hier stellt sich dann die Frage, was ist Henne und was ist Ei. Diese Frage ist tatsächlich nicht immer einfach zu beantworten, denn Psychisches und Somatisches verschmelzen beim Reizdarm.

Wie schon erwähnt, ist die zentrale Funktionsstörung des Reizdarmsyndroms in den Nervenzellen der Darm-Hirn-Achse verankert. Zelluläre Funktionsstörungen auf Ebene der Nervenzellen und psychische Begleitsymptome werden sehr ähnlich behandelt, sodass oftmals der Eindruck einer rein psychischen Erkrankung entsteht. Eine psychische Erkrankung ist das Reizdarmsyndrom dennoch nicht. Und als eine psychiatrische Erkrankung wird es ebenso nicht angesehen, auch wenn begleitend eine depressive Stimmungslage oder eine Angsterkrankung diagnostiziert wurde. Diese beiden Funktionsstörungen treten aber bei Reizdarmpatienten sehr viel häufiger als in der normalen Bevölkerung auf. Man nennt das Komorbidität.

Die Abgrenzung zu psychosomatischen Erkrankungen ist hingegen schon etwas schwieriger, allein aufgrund der Ähnlichkeit der Beschwerden und des oftmals fehlenden klar erkennbaren Auslösers der somatischen Symptome. Die Wissenschaft geht heutzutage bei Reizdarm aber von einer organischen Erkrankung aus, an der genetische, entzündliche,

mikrobielle, allergische, mikrostrukturelle und viele weitere Komponenten beteiligt sind. Aktuell wird deshalb auch davon ausgegangen, dass das Reizdarmsyndrom als organbezogene Erkrankung zuerst besteht. Erst aufgrund der chronischen Beschwerden und der dadurch bedingten psychischen Belastung entstehen Ähnlichkeiten zu psychosomatischen und psychiatrischen Krankheitsbildern, die bei manchen Patienten dann auch in den Vordergrund treten können.
Diesen Zusammenhang zu erkennen und zu akzeptieren ist besonders wichtig. Denn wie Sie in diesem Buch lesen werden, kann die Krankheitsentwicklung und -aktivität durch geeignete Maßnahmen wie Entspannungsverfahren oder im Einzelfall auch durch Medikamente gut kontrolliert werden.
Viele Betroffene haben allerdings Schwierigkeiten, diese Überlappung von somatischen und psychischen Beschwerden zu erkennen und zu akzeptieren. Die medizinischen Fachleitlinien sehen bei Reizdarm aber unter anderem auch psychotherapeutische Verfahren wie Gesprächstherapie, Verhaltenstherapie und medikamentöse Therapien vor. Eine solche Chance zur Linderung Ihrer Probleme sollten Sie sich also nicht entgehen lassen.

Gerade Therapiemethoden aus dem Bereich der Psychiatrie sind bei Reizdarmbeschwerden oft sehr effektiv.

Gestörte Darmmotorik

Die Muskelfunktion des Darms, mit der die Durchmischung und der Transport des Stuhls koordiniert werden, wird Motilität genannt. Störungen der Motilität sind bei Patienten mit einem Reizdarmsyndrom häufig Ursache von Beschwerden. Die eigentliche Bewegung funktioniert sehr einfach: Die Darmfüllung wird in kleinen Portionen transportiert, indem der Muskel oberhalb der Portion sich zusammenzieht und der Muskel unterhalb erschlafft. Dadurch wird die Portion Stück für Stück vorangetrieben. Dies wird Peristaltik genannt.
Bei Patienten mit tendenziell weichem Stuhl oder Durchfall ist die Motilität zu schnell, bei Patienten mit einer Verstopfung oder einem trägen Darm ist die Motilität zu langsam.
Bei beiden Versionen können Darmkrämpfe vorkommen. Sie entsprechen verstärkten lokalen Kontraktionen, also gesteigerter Motilität, weil der Darm entweder einen zu weichen Stuhlgang loswerden will oder weil er krampfartig versucht, Darmgase oder harten Stuhl zu entfernen.
Die Ursachen der Motilitätsstörungen sind vielfältig. Sie reichen von erblichen und ernährungsbedingten Gründen bis hin zu den Nebenwirkungen von Medikamenten.
Patienten mit trägem Darm benötigen oft Medikamente, die die Darmmotilität anregen. Von einem zu flotten Darm Betroffene brauchen entsprechend Medikamente, die die Transportgeschwindigkeit verlangsamen (motilitätshemmende Medikamente).

Gestörte Darmflora

Beim Reizdarm hat die Darmflora (das Mikrobiom), genauer gesagt die Zusammensetzung der Darmflora, einen bedeutenden Anteil an der Entstehung der Beschwerden. Neben anderen positiven Effekten (**siehe unten**) unterstützen Bakterien der Darmflora vor allem unsere Verdauungsfunktion auf unterschiedliche Weise und sind daher aus unserem Körper nicht wegzudenken.
Eine gesunde Darmflora wird als »eubiotisch« bezeichnet. Davon abgegrenzt wird die ungesunde, ausgedünnte oder einseitig belastete Darmflora als »dysbiotisch« bezeichnet.

DAS ÜBERNIMMT DIE DARMFLORA FÜR UNS:

- Unterstützung bei der Verdauung
- Unterstützung bei der Entgiftung
- Versorgung der Darmschleimhaut mit Nährstoffen
- Günstige Beeinflussung des Abwehrsystems (Immunmodulation)
- Versorgung mit Vitaminen (B_1, B_2, B_6, B_{12}, K)
- Kräftigung der Darmbarriere
- Unterdrückung und Abwehr krank machender und schädlicher Keime
- Förderung der Darmmotorik
- Förderung der Flüssigkeitssekretion
- Versorgung mit günstigen kurzkettigen Fettsäuren

Wesentlichen Einfluss auf unsere Darmflora haben die Umgebung, in der wir leben und in der wir aufgewachsen sind, die Nahrung, die wir zu uns nehmen, und Medikamente, insbesondere Antibiotika, die wir in der Vergangenheit eingenommen haben. Während wir die eigene Umgebung kaum beeinflussen können, haben wir auf die anderen Faktoren großen Einfluss.

STEUERUNG ÜBER DIE ERNÄHRUNG

So wissen wir, dass die Darmflora davon profitiert, wenn wir eine ausgewogene Mischkost zu uns nehmen, die Fette, Kohlenhydrate, Eiweiß und ausreichend Ballaststoffe beinhaltet. Jede Form der einschränkenden Ernährung – und hierzu zählt auch die vegetarische oder vegane Kostform – ist für unsere Darmflora ungünstig.

PROBIOTIKA UND PRÄBIOTIKA

Probiotische Lebensmittel, die lebensfähige Mikroorganismen, vor allem Laktobazillen und Bifidobakterien, enthalten, sind für die Darmflora günstig. Einige dieser Lebensmittel fördern im Gegenzug jedoch Blähungen und Bauchschmerzen, was gerade bei Reizdarmpatienten unerwünscht ist.
Die Reaktionen auf probiotische Lebensmittel fallen sehr unterschiedlich aus und jeder sollte seine eigene Toleranzschwelle erforschen. Probiotische Lebensmittel sind unter anderen Sauerkraut und Sauerkrautsaft, Apfelessig, Brottrunk, Käse (gereift), Joghurt, Kefir, Brot

aus Sauerteig, das koreanische Gemüsegericht Kimchi, Kombucha, Tempeh, Misopaste und Salzgurken (traditionelle Herstellung). Präbiotika sind unverdauliche Nahrungsbestandteile, die das Wachstum einer günstigen Darmflora fördern. Sie sind unter anderem in Chicorée, Schwarzwurzeln und Topinambur enthalten. Sogenannte Synbiotika vereinen Präbiotika und Probiotika.
Wer seine Darmflora pflegen möchte, der achtet auf eine ausgewogene Ernährung, vermeidet unnötige Antibiotikaeinnahme, isst regelmäßig, macht ausreichend Pausen zwischen den Mahlzeiten und erhöht den Anteil an präbiotischen Lebensmitteln. Nahrungsergänzende Prä- und Probiotikapräparate sollten nur nach fachlicher Empfehlung und zielgerichtet angewendet werden.

JOGHURT SELBST HERSTELLEN

Das bei Reizdarm oft schlecht bekömmliche Lebensmittel Milch wird durch Laktobazillen und Bifidobakterien zu Joghurt vergoren. Wenn Sie Joghurt selbst herstellen, können Sie einfach die Gärungs-/Fermentierungszeit verlängern. Je länger die Gärung dauert (statt 12 Stunden 16, 20 oder 24 Stunden), desto höher wird der probiotische Wert des Joghurts, da sich die günstigen Bakterien dann umso länger vermehren können. Damit wird Joghurt gerade für Reizdarmpatienten besser verträglich. Diese Verlängerung der Gärung lässt sich auch auf andere Produkte wie Kefir anwenden.

Störungen im Serotoninhaushalt

Das Hormon Serotonin ist ein wichtiger Botenstoff von Nervenzellen. Es wird häufig als Glückshormon bezeichnet. Das rührt daher, dass Serotonin in viele Prozesse, die das körperliche Wohlbefinden regulieren, eingebunden ist. Auch in den Darmnerven ist Serotonin an den wichtigsten Regulationsprozessen beteiligt. Es spielt eine große Rolle bei der viszeralen Hypersensitivität, der Regulation der Motilität und bei der Informationsübermittlung in der Darm-Hirn-Achse, allesamt Kernfunktionen, die bei einem Reizdarmsyndrom nicht optimal funktionieren.
Das bei der Signalübermittlung aktive Serotonin wird von verschiedenen Zellen im Körper direkt vor Ort gebildet und wirkt dann umgehend auf die angrenzenden Nervenzellen ein. So werden mithilfe des Botenstoffs Serotonin Informationen im Körper verarbeitet und weitergeleitet.

SICH GLÜCKLICH ESSEN – GEHT DAS?

Schön wäre es, wenn wir Körpervorgänge durch eine gesteigerte oder reduzierte Aufnahme von Serotonin nach dem Motto »Iss dich glücklich« positiv beeinflussen könnten. Obwohl sich derartige Informationen in den letzten Jahren hartnäckig halten, ist dies aber leider nicht möglich. Das im Körper aktive Serotonin muss direkt am Wirkort vom Körper selbst gebildet werden.
Mit der Nahrung aufgenommenes Serotonin wird einfach verdaut und gelangt nicht dort-

hin, wo es wirken könnte. Indirekt ist solch ein, nennen wir es mal »Serotonin-Support« aber schon möglich. Eine ausreichende Zufuhr der Serotoninvorstufe Tryptophan (zum Beispiel enthalten in der Hirnnahrung Nüsse) und von Serotonin-Co-Faktoren wie Omega-3-Fettsäuren (zum Beispiel enthalten in fettem Seefisch wie Lachs und Hering), Vitamin D und Vitamin B_6 unterstützt Ihren Körper beim Serotoninstoffwechsel.

Ein Einfluss von serotoninreichen Lebensmitteln auf Reizdarmbeschwerden ist wissenschaftlich nicht belegt.

Leaky Gut – »Hilfe, mein Darm hat Löcher!«

Jeder Darm ist löchrig, denn bei der Darmbarriere handelt es sich um eine flexible Barriere, die an manchen Stellen geöffnet wird, um für Moleküle passierbar zu werden. Eine krankhafte Veränderung der Darmbarriere, bei der die Durchlässigkeit zu hoch ist, wird als Leaky-Gut-Syndrom bezeichnet. Auf Deutsch bedeutet dies »undichter Darm«. Der wissenschaftlich korrekte Begriff lautet übrigens Permeabilitätsstörung, also gestörte Durchlässigkeit. Dies beschreibt auch gut, was passiert: Aus einer normalen Durchlässigkeit wird eine erhöhte Durchlässigkeit. Diese ermöglicht, dass eindringende Substanzen unkontrolliert passieren, Schaden anrichten und Beschwerden verursachen können. Unter anderem entstehen dabei Symptome, die einem Reizdarm entsprechen. Der Leaky Gut ist aber keine eigenständige Erkrankung, sondern eine Funktionsstörung, die bei Erkrankungen wie einer veränderten Darmflora, Darmentzündungen, Zöliakie, Nahrungsmittelunverträglichkeiten und eben auch Reizdarm auftritt.

PFLEGE DER DARMBARRIERE

Ziel sollte es sein, die Darmbarriere zu schonen, zu pflegen und zu kräftigen, um einen Leaky Gut zu vermeiden. Wenn ein Leaky Gut aber bereits nachgewiesen wurde, ist es das Ziel, die Darmbarriere wiederherzustellen. Wer seine Darmbarriere kräftigen möchte, sollte zunächst klären, ob es eine Erkrankung oder einen barriereschädigenden Faktor wie Alkohol, Koffein oder Nikotin gibt. Dann folgt die Pflege der Darmbarriere mit einer ausgewogenen Ernährung, ausreichender Flüssigkeitszufuhr (1,5 bis 2 Liter Wasser am Tag), moderater sportlicher Betätigung und der Kontrolle von belastenden Stressfaktoren durch entspannende und meditative Elemente. All diese Maßnahmen entsprechen der ganzheitlichen Reizdarmtherapie (**siehe Seite 97**). Ergänzende Maßnahmen wie ballaststoffreiche und probiotische Ernährung, pflanzliche Präparate oder Präbiotika können sinnvoll werden, wenn die Basismaßnahmen alleine nicht ausreichen.

Postinfektiöses Reizdarmsyndrom

Die Antwort auf die Frage, warum ein Darminfekt bei manchen ein Reizdarmsyndrom auslöst und bei anderen nicht, liegt im Erbgut der verschiedenen Menschen verborgen und dieses ist nicht beeinflussbar. Beeinflussbar ist aber, ob wir die auslösenden Infekte überhaupt bekommen. Eine gute Prophylaxe ist ausreichende Hygiene mit regelmäßigem Händewaschen und dem Waschen und Erhitzen von Lebensmitteln. Besonders auf Fernreisen, auf denen wir mit Keimen konfrontiert werden, die unsere Körperabwehr nicht kennt, sind hygienische Vorsichtsmaßnahmen streng zu beachten. Es gilt dann der Grundsatz »Peel it, cook it or forget it« – »Schälen, kochen oder vermeiden«.

Da das postinfektiöse Reizdarmsyndrom sehr häufig vorkommt, ist eine gute Prophylaxe gegen Infekte der beste Schutz vor Reizdarm.

Es ist nachgewiesen, dass nach einem schweren Magen-Darm-Infekt (Gastroenteritis) bei 30 Prozent der Betroffenen nach 5 Jahren und bei 16 Prozent nach 10 Jahren weiterhin ein Reizdarmsyndrom besteht. Ein ähnlicher Zusammenhang wird auch bei einer milden Gastroenteritis gesehen. Damit ist eine Gastroenteritis neben Antibiotikaeinnahmen der häufigste bekannte Auslöser für Reizdarm.

REIZDARM UND VERDAUUNG

Die Verdauung ist eine der Basisfunktionen unseres Körpers. Im Idealfall läuft sie nahezu unbemerkt und dennoch perfekt ab. Abgesehen vom Kauen und der Lebensmittelauswahl haben wir bewusst keinen Einfluss auf die Vorgänge. Die Regulation läuft autonom ab und es wird im Verdauungsapparat auch selbstständig erkannt, welche Lebensmittel in welcher Zusammensetzung und welcher Menge eintreffen und welche Verdauungsvorgänge in welcher Reihenfolge dann notwendig sind.
Vereinfacht betrachtet führt die Verdauung dazu, dass den aufgenommenen Lebensmitteln Energieträger, Spurenelemente und Vitamine entzogen und in den Körper aufgenommen werden und dass die Reststoffe nach Extraktion der Flüssigkeiten wieder ausgeschieden werden. Das ist der Zweck der Verdauung und dafür sind die Vorgänge optimiert. Im Hintergrund laufen aber weitere Informationsverarbeitungen ab. Dabei geht es um Hunger, Sättigung, Übersättigung oder Zufriedenheit, denn Nahrungsaufnahme soll ja auch schmackhaft sein und glücklich machen oder zumindest zufriedenstellen.
Beim Reizdarm funktionieren manche Bereiche der Verdauung nicht ganz so gut. Damit wir erkennen können, was nicht funktioniert, sollten wir zunächst wissen, wie der Verdauungsvorgang in Grundzügen abläuft und was wir unternehmen können, um die Verdauung zu unterstützen.

Der Verdauungsvorgang in Kürze

Nachdem wir uns entschieden haben, ein Lebensmittel zu essen, kommt es zunächst in unseren Mund. Dort soll es fein zermahlen werden, idealerweise so fein, dass wir im Stuhlgang keine unverdauten Bestandteile des Lebensmittels wiederfinden. Dabei werden bereits erste Verdauungsenzyme beigemengt. Je länger wir jetzt kauen, desto besser gelingt die Vorverdauung und umso weniger Unverdautes kommt später im Dickdarm an. Im Mund werden dem Speisebrei zudem Schleimstoffe zugefügt. Diese erleichtern den Transport durch die Speiseröhre, vorbei an Herz und Lungen bis in den Magen. Kurz vor dem Magen liegt ein Schließmuskel, der den Magen abdichtet. Seine Aufgabe ist es zu verhindern, dass die Magensäure kontinuierlich in die Speiseröhre und den Mund aufsteigt, da dies Sodbrennen verursachen würde. Der Magen selbst ist in zwei Teilbereiche unterteilt. Der größere Teil kann eine große Menge von Lebensmitteln schnell aufnehmen und bis zur weiteren Verwertung speichern. Die zweite Funktion des Magens ist es, mit Magensäure schädliche Bakterien zu bekämpfen und den Verdauungsvorgang einzuleiten. Dies findet im Magenausgangsbereich statt. Hier werden eiweißverdauende Enzyme produziert und dem Speisebrei beigegeben, zusätzlich wird der Speisebrei durch die sehr kräftige Magenmuskulatur zermalmt. Dies gelingt bei schlecht gekauter Nahrung wie zum Beispiel Salatblättern oder Maiskörnern aber oftmals nicht. Vom Magenpförtner wird der Speisebrei in kleinen Portionen in den Zwölffingerdarm abgegeben. Dort werden Verdauungssäfte aus Bauchspeicheldrüse (Pankreassaft) und Leber (Galle) zugesetzt und die Verdauung, genauer gesagt die Aufspaltung in aufnehmbare Nahrungsbestandteile, kann nun beginnen.

Im Dünndarm werden dann die Nahrungsbestandteile weiter zerlegt, sodass aus Kohlenhydraten Zuckerringe, aus Fetten kurzkettige Fettsäuren und aus Eiweißen einzelne Aminosäuren entstehen. Diese Nahrungsbausteine können nun in den Körper aufgenommen werden. Nicht Verdauliches, darunter auch Ballaststoffe, wird durch den Dünndarm bis in den Dickdarm transportiert. Dort kommt es zu einer Eindickung des verbliebenen Speisebreis und einer Rückgewinnung der großen Wassermengen, die während des

GUT KAUEN

Unverdaute Lebensmittel, die Sie in der Toilettenschüssel finden, sind kein Beleg einer fehlerhaften Verdauung, sondern ein Hinweis darauf, dass Sie schon zu Beginn der Verdauung nicht gut genug gekaut haben. Um Verdauungsbeschwerden zu vermeiden, sollten Sie deshalb unbedingt ausreichend kauen (15- bis 30-mal pro Bissen), denn Ihr Magen hat keine Zähne.

Verdauungsakts in den Dünndarm abgegeben wurden. Neben der reinen Eindickung schlägt im Dickdarm die große Stunde der Darmbakterien. Diese können manche für uns nicht verdauliche Nahrungsbestandteile vergären. Und sie vergären auch einige Nahrungsbestandteile, die zwar prinzipiell verdaulich wären, aber aus folgenden Gründen im Dünndarm nicht aufgenommen werden konnten:

- Sie wurden schlecht gekaut.
- Es liegt ein Enzymmangel vor.
- Es bestehen Darmentzündungen.
- Es gibt einen Darminfekt.
- Es wurde zu hastig gegessen.
- Es handelt sich um resistente Stärke.
- Es wurde eine zu große Menge gegessen.
- Es herrscht eine gesteigerte Transportgeschwindigkeit (zum Beispiel bei Schilddrüsenüberfunktion).
- Es ist eine Operation vorausgegangen.
- Die Darmdurchblutung ist gestört.
- Es gibt eine bakterielle Fehlbesiedlung.

Die Zweitverwertung durch die Darmflora im Dickdarm ist für uns vorteilhaft, denn es kann dabei noch Energie freigesetzt werden, die uns zugutekommt. Die Mikrobiomverdauung, also die Verdauung durch die Darmflora, kann bis zu 15 Prozent zusätzliche Energie aus den unverdauten Resten herausholen und hat damit auch Einfluss auf unser Körpergewicht. Bei diesen Gärungs-/Fermentierungsvorgängen entstehen nun aber, wie immer wenn Bakterien beteiligt sind, auch Gase. Gerade

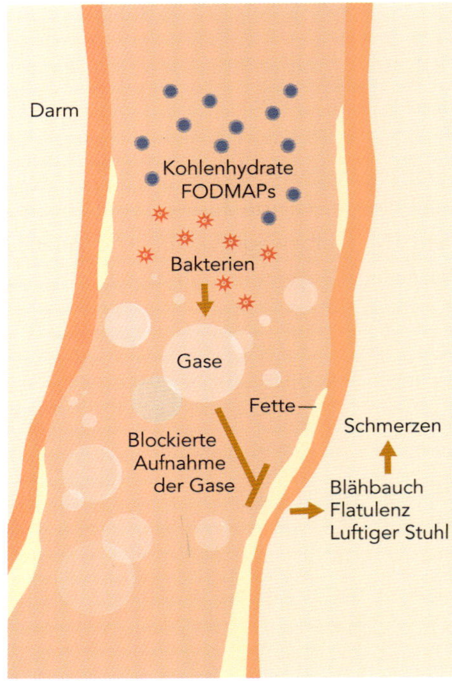

Fettablagerungen behindern den Abtransport von Darmgasen. Die Folge sind Blähungen und Schmerzen.

aus Rohkost, Kohlenhydraten und insbesondere den Kohlenhydraten vom FODMAP-Typ **(siehe Seite 41)** entsteht sehr viel Gas. Diese Gase werden größtenteils in den Körper aufgenommen und abgeatmet. Nahrungsfette können diesen Gasabtransport jedoch blockieren – ein Effekt, der beim Reizdarm besonders ausgeprägt ist, weswegen die meisten Reizdarmbetroffenen besonders unter den Gasen leiden. Am Ende des Verdauungsvorgangs formt sich im Enddarm schließlich

der verbliebene Nahrungsbrei zu Stuhlgang und wird ausgeschieden. Der Verdauungsvorgang ist damit abgeschlossen.
So einfach sich das in der Kurzform auch liest, ist es aber leider doch nicht. Ganz im Gegenteil: Das koordinierte Zusammenspiel von Darm, Muskelbeweglichkeit, Sekretionen von Wasser und Enzymen, Koordination der zeitlichen Abläufe und der Entleerungsfunktionen ist störanfällig, und das spüren die Betroffenen am eigenen Leib.

VERDAUUNG VON KOHLENHYDRATEN

Probleme mit der Kohlenhydratverdauung lassen sich reduzieren, indem die im Mund stattfindende Vorverdauung optimiert, also verlängert wird. Zu rasches Essen, ungenügendes Kauen (weniger als 15- bis 30-mal Kauen pro mundgerechter Portion) oder das Trinken von kohlenhydrathaltigen Getränken wie Fruchtsäften verkürzt die Vorverdauung im Mund und fördert Gärungsvorgänge und Gasbildung im Darm.
Besseres Kauen ist hingegen aktive Mikrobiomtherapie. Durch die Verlängerung der Kauzeit können Kohlenhydrate schon im Mund vorverdaut und zerkleinert werden, sodass im Darm weniger ungenügend Verdautes ankommt. Das hat zur Folge, dass das Darmmikrobiom weniger Blähgase und weniger Stuhl produziert. Zusätzlich tritt durch die bessere Vorverdauung das Sättigungsgefühl früher ein, Heißhungerattacken verschwinden. Verdauungsvorgänge sind komplexer, als wir dies im Detail erfassen können. So werden zum Beispiel kohlenhydratverdauende Enzyme wie die Amylase der Mundspeicheldrüse von Fruchtsäuren gehemmt, sodass stark fruchtsäurereiche Obstsorten zu Problemen mit der Kohlenhydratverdauung führen können. Dazu gehören: Zitronen, Himbeeren, Brombeeren, Rote Johannisbeeren, Aprikosen, Kiwis, Grapefruits, Heidelbeeren und Stachelbeeren. Im Detail bedeutet dies: Wenn Sie eine Ofenkartoffel mit einem Glas Johannisbeersaft zu sich nehmen, ist diese nicht so gut verdaulich wie eine Ofenkartoffel ohne Johannisbeersaft. Für den Gesunden macht dies keinen Unterschied, für Reizdarmbetroffene tragen solche Kleinigkeiten aber zum Unterschied zwischen Wohlbefinden und Bauchschmerzen bei.

BALLASTSTOFFREICH ERNÄHREN

In Dünn- und Dickdarm werden täglich 8 bis 10 Liter Flüssigkeit umgesetzt. Mit dem Stuhlgang werden aber nur 100 Milliliter ausgeschieden. Getrunkene Flüssigkeit hat wenig Einfluss auf den Flüssigkeitsgehalt des Stuhlgangs. Daher macht es wenig Sinn, bei hartem Stuhl mehr als 1,5 Liter zu trinken, vielmehr sollte mit wasserlöslichen Ballaststoffen (**siehe Seite 47**) versucht werden, Wasser im Darm zu binden.

ERKRANKUNGEN MIT ÄHNLICHEN BESCHWERDEN

Das Reizdarmsyndrom kommt sehr häufig vor. Und es gibt Ähnlichkeiten und überlappende Beschwerden mit anderen Erkrankungen. Bei den Krankheiten, die ähnliche Probleme verursachen, unterscheiden wir zwischen strukturellen und funktionellen Erkrankungen:
Strukturelle Erkrankungen lassen sich einfach diagnostizieren. Beispiele hierfür sind Engstellen (Stenosen), die Darmdivertikelerkrankung, entzündliche Darmerkrankungen, Bauchspeicheldrüsenerkrankungen, Gallensteinleiden, Erkrankungen der Gebärmutter oder Harnblase.
Schwieriger zu diagnostizieren sind Erkrankungen, bei denen die funktionsstörende Komponente im Vordergrund steht. Hierzu zählen Laktose-, Fruktose- und Sorbitintoleranz, Lebensmittelallergien, Störungen im Gallensäurestoffwechsel und die verschiedenen Formen der Weizenunverträglichkeiten wie Zöliakie, Weizenallergie, Weizensensitivität und Glutensensitivität. Noch schwieriger zu diagnostizieren sind Funktionsstörungen bei der Histaminintoleranz, die bakterielle Fehlbesiedlung des Dünndarms, das Leaky-Gut-Syndrom (**siehe Seite 19**) und die mikroskopische Kolitis. Aber auch deren Diagnosestellung ist kein Ding der Unmöglichkeit.
Weil diese Erkrankungen ähnliche Beschwerden verursachen und ebenso häufig wie das Reizdarmsyndrom vorkommen, stellen wir zur Abgrenzung die häufigeren davon vor.

Laktoseintoleranz

Um Laktose, den Milchzucker, zu verdauen, benötigen wir das Enzym Laktase, das in der Dünndarmschleimhaut gebildet wird. Ein Laktasemangel führt dazu, dass Laktose nicht ausreichend verdaut wird, in diesem Fall spricht man von einer Laktoseintoleranz. Typische Beschwerden sind nach dem Verzehr von Milchprodukten das Auftreten von Blähungen, Bauchschmerzen und weichem, bisweilen flüssigem Stuhl.

Fruktoseintoleranz

Eine Fruktoseintoleranz (medizinisch: Fruktosemalabsorption) liegt vor, wenn sich im Dünndarm mehr Fruktose befindet, als in den Körper aufgenommen werden kann. Das kann genetische Gründe haben oder daran liegen, dass zu viel Traubenzucker gegessen wurde. Die Schwelle ist individuell sehr unterschiedlich, eine Menge von 30 bis 50 Gramm Fruktose pro Tag sollte aber ohne Probleme möglich sein. Die Fruktoseintoleranz ist sehr häufig, in Deutschland hat jeder Sechste Probleme mit Fruktose. Reizdarmpatienten haben insgesamt eine niedrigere Fruktosetoleranz. Schwierig beim eigenen Erkennen einer Fruktoseintoleranz ist, dass Fruktose nicht so gut identifizierbar ist. Große Mengen Fruktose finden sich in Obst und verschiedenen Gemüsen, aber auch in anderen Lebensmitteln. Sehen Sie auf den Zutatenlisten nach. Honig oder industriell gefertigte Lebensmittel, von Brot über Konserven bis zur Tiefkühlkost, überall wird Fruktose zugesetzt. Typische Symptome der Fruktoseintoleranz sind Blähungen, Bauchschmerzen und Durchfall. Die Symptome können rasch oder verzögert nach dem Essen auftreten.

Sorbitintoleranz

Sorbit ist ein Zuckeralkohol, der in Kernobst, Steinobst und Pilzen vorkommt. Industriell hergestellt wird Sorbit als E420 bezeichnet und in Süßwaren und kalorienreduzierten Lebensmitteln als Zuckeraustauschstoff verwendet. Kaugummis sind zum Beispiel so sorbitreiche Lebensmittel, dass auf manchen sogar der Vermerk »Kann zu Durchfall führen« steht. Eine Sorbitintoleranz (auch Sorbitunverträglichkeit, Sorbitmalabsorption) ist nicht so häufig wie eine Laktose- oder Fruktoseintoleranz. Da Sorbit aber den Fruktosetransport hemmt, kommt sie oft in Kombination als Sorbit-Fruktose-Intoleranz vor. Bei einer Sorbitintoleranz kann Sorbit aus dem Dünndarm nicht ausreichend oder nicht ausreichend schnell in das Blut aufgenommen werden und gelangt dadurch in den Dickdarm. Typische Beschwerden sind wie bei allen Intoleranzen Blähungen, Bauchschmerzen und Durchfälle.

Getreideabhängige Erkrankungen

Bei Getreide gibt es mehrere Möglichkeiten, mit Unverträglichkeiten zu reagieren. Die wichtigsten Erkrankungen, die mit Getreide im Zusammenhang stehen, möchten wir Ihnen hier kurz erläutern.

PROBLEMSTOFFE REDUZIEREN

Laktose, Fruktose und Sorbit werden bei Reizdarmpatienten unabhängig von einer gesicherten Intoleranz schlecht verwertet. Deshalb werden diese drei Zucker in Reizdarmdiäten wie der FODMAP-reduzierten Diät (**siehe Seite 40**) nur sehr sparsam verwendet.

ZÖLIAKIE

Bei der Zöliakie besteht eine Autoimmunerkrankung gegenüber dem Getreidekleber Gluten, einem Eiweiß. Typische Symptome sind milder Durchfall und körperliche Schwäche aufgrund von Eisenmangel, der eine Blutarmut verursacht. Schwere Verlaufsformen mit Gedeihstörungen werden im Kindesalter, milde Verlaufsformen im frühen Erwachsenenalter erkannt.

WEIZENALLERGIE

Die Weizenallergie ist eine echte allergische Erkrankung, bei der unser Körper Antikörper gegen verschiedene Weizenproteine bildet. Typische Symptome sind Hautjucken, Kribbeln an den Lippen, Atemnot, Kreislaufschwäche und manchmal auch Verdauungsprobleme. Echte Allergien sind potenziell lebensbedrohlich, sodass Betroffene eine strenge weizenfreie Ernährung einhalten und einen Allergiepass bei sich führen müssen.

WEIZEN- UND GLUTENSENSITIVITÄT

Bei einer Weizensensitivität reagiert unser Körper auf verschiedene Weizen enthaltende Lebensmittel. Gut erkennbar ist der Inhaltsstoff Weizen in Brot und Backwaren. Häufig übersehen wird jedoch, dass auch in industriell gefertigten Lebensmitteln oft Weizenmehl enthalten ist. Bei einer Weizensensitivität merken die Betroffenen in gewissen Grenzen meist gut, dass die Aufnahme von Weizen zu Beschwerden führt. Nachweisen lässt sich die Weizensensitivität aber nur durch striktes Vermeiden, gefolgt von einem Provokationsversuch. Die Glutensensitivität ist eine Sonderform der Weizensensitivität, bei der die Empfindlichkeit nur gegenüber Gluten besteht. Wenn ein Zusammenhang zwischen Getreide- und Glutenaufnahme möglich erscheint, aber an den Beschwerden nicht ausreichend sicher erkennbar ist, liegt meistens weder eine Weizen- noch eine Glutensensitivität, sondern eine Sensitivität gegenüber den Kohlenhydraten der FODMAP-Gruppe (**siehe Seite 41**) wie beim Reizdarm vor. Hier ist eine FODMAP-reduzierte Diät mit den speziellen Maßnahmen für Getreide sinnvoll.

STRESSINDUZIERTE ANAPHYLAXIE

Eine seltene Sonderform der getreideabhängigen Erkrankungen ist die getreideabhängige stressinduzierte Anaphylaxie (engl. *Wheat dependent exercise induced anaphylaxis*; WDEIA). Diese Erkrankung zählt zu den sogenannten Summationsallergien, also einem Krankheitsbild, bei dem der Verzehr von Weizenprodukten in Kombination mit körperlicher Anstrengung beziehungsweise anderen Verstärkungsfaktoren wie Schmerzmitteln zu den Beschwerden führt. WDEIA ist schwierig zu erkennen, insbesondere wenn Sie nur in einer milden bis moderaten Form vorliegt. Eine korrekte Diagnose kann nur gestellt werden, wenn während einer körperlichen Betätigung (Fahrradergometer-Belastung) zeitgleich ein Allergietest gemacht wird.

Dünndarmfehlbesiedlung

Unser Dünndarm ist nicht keimfrei, sondern normalerweise mit einer, im Vergleich zum Dickdarm, geringen Zahl an Keimen besiedelt. Im Vordergrund stehen Laktobazillen und Enterokokken, deren Hauptfunktion die Milchsäuregärung ist. Nach Antibiotikagabe oder nach Darmentzündungen kann es jedoch zu einer Überbesiedlung des Dünndarms durch Bakterien (engl. *small intestinal bacterial overgrowth*; SIBO) oder durch Pilze (engl. *small intestinal fungal overgrowth;* SIFO) kommen. Bei derartigen Fehlbesiedlungen treten meist Blähungen und rasch nach der Nahrungsaufnahme auch Bauchkrämpfe, Gluckern und Plätschern im Bauch auf. Oft kommt es dabei auch zu Durchfall.

SONDERFALL CANDIDA

Gelegentlich werden bei der Stuhlanalyse Hefepilze vom Typ Candida gefunden. Dabei handelt es sich in den meisten Fällen um eine harmlose Besiedlung ohne Krankheitswert, die nur selten zu echten Funktionseinschränkungen führt. Oftmals wird diese Besiedlung aber auch fehlinterpretiert und es wird fälschlicherweise angenommen, dass Candida Auslöser des Reizdarms ist. Medizinisch gesehen ist dies nicht belegbar. Candida kann jedoch Blähbeschwerden und Durchfall verstärken. Wenn dies der Fall ist, spricht man von einer SIFO (**siehe Seite 26**). Dann sind Ernährungsanpassungen angesagt. Hilfreich ist es, den Verzehr von Zucker und Stärke streng zu begrenzen und auf eine insgesamt FODMAP-reduzierte Kost umzusteigen.

Histaminintoleranz

Histamin ist ein körpereigener Botenstoff, der in unserem Organismus an der Regulation allergischer Immunantworten beteiligt ist.
Er fungiert bei allergischen Hautreaktionen, Asthma und Kreislaufreaktionen als Informationsträger. Im Magen-Darm-Trakt steigert Histamin die Säureproduktion und die Motilität. Mit der Nahrung aufgenommenes Histamin wird rasch abgebaut und hat allenfalls minimalen Einfluss auf den Körper.
Wenn dieser Abbau jedoch nicht funktioniert, gelangt Nahrungshistamin in den gesamten Organismus und verursacht Beschwerden. Das sind neben Bauchschmerzen und einem aktiveren Darm auch allergieartige Beeinträchtigungen mit Kribbeln der Lippen, laufender Nase, asthmaartigen Symptomen, Hautrötungen und Jucken, insbesondere am Hals. Auch Kopfschmerzen und das Gefühl des Benebeltseins kommen vor.

HISTAMIN UND FODMAPS

Histamin ist auch ein Beispiel dafür, wie im Reizdarmspektrum Erkrankungs-, Diagnostik- und Behandlungsgrenzen verschwimmen. So verringert sich während einer FODMAP-reduzierten Ernährung (**siehe Seite 40**) mit einem Verzicht auf die Kohlenhydrate und Zuckeralkohole der FODMAP-Gruppe das im Körper nachweisbare Histamin. Und die Beschwerden bessern sich, vergleichbar zur streng histaminarmen Ernährung.

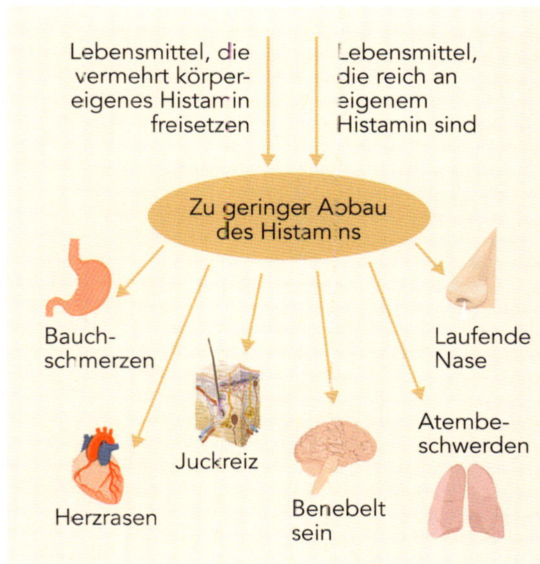

Der schlechte Abbau von Nahrungshistamin etwa aus reifem Käse löst unterschiedlichste Beschwerden aus.

UNTERSUCHUNGEN IN DER ARZTPRAXIS

Beim Reizdarmsyndrom gehen wir also davon aus, dass eine oder mehrere Ursachen ein vielfältiges Symptom- und Beschwerdebild verursachen. Es gibt keine genaue Erklärung für dieses Syndrom und aktuell auch keine Untersuchung, mit der es sich zweifelsfrei nachweisen lässt. Sinnvoll sind aber Untersuchungen zum Ausschluss anderer Ursachen der Beschwerden. Die medizinische Behandlungsleitlinie schlägt ein Untersuchungsprogramm vor, das insbesondere dazu dient, Erkrankungen, die ähnliche Symptome verursachen, auszuschließen.
Zu diesen Erkrankungen zählen chronisch entzündliche Darmerkrankungen wie Morbus Crohn und Colitis ulcerosa, akute oder chronische Magen-Darm-Infekte, Gallensteinleiden oder Gallenwegserkrankungen, Erkrankungen der Bauchspeicheldrüse oder die Divertikelkrankheit. Zusätzlich sollen von Lebensmitteln ausgelöste Erkrankungen sicher ausgeschlossen werden. Dabei handelt es sich um Weizenallergie, Glutensensitivität, Histaminintoleranz, Nahrungsmittelunverträglichkeiten, Laktose-, Fruktose- und Sorbitintoleranz, Zöliakie sowie Allergien.

Das Reizdarmsyndrom wird indirekt durch den Ausschluss anderer Ursachen bestätigt.

Anamnese

Da die Beschwerden beim Reizdarm sehr variabel sind, ist es wichtig, dass Sie Ihrem Arzt präzise Angaben dazu machen. Für die Diagnostik und Therapie benötigt der Arzt ein sogenanntes Leitsymptom. Damit ist das Symptom gemeint, das Sie am meisten stört. Typische Leitsymptome sind Bauchschmerzen, Blähungen, Verstopfung oder Durchfall. Schon bevor Sie zum Arzt gehen, ist es daher sinnvoll, dass Sie sich Gedanken und Notizen darüber machen, welche Beschwerden Sie in welchen Abständen und welchen Situationen verspüren, und dass Sie bewerten, welche dieser Beschwerden häufig oder sehr häufig vorliegen und welche eher in den Hintergrund treten. Diese Informationen sind wichtig, denn wenn Sie nur nach Tagesform berichten, entsteht möglicherweise ein falsches Bild Ihrer Erkrankung. Unter Umständen kann es hilfreich sein, wenn Sie dafür ein Ernährungs-, Symptom- und Aktivitätstagebuch (**siehe Seite 37**) führen.

Blutuntersuchungen

Nach einer ersten Bestandsaufnahme und einer körperlichen Untersuchung wird Ihr Arzt möglicherweise Ihr Blut untersuchen. Diese Untersuchungen zielen darauf ab, im Körper vorliegende Entzündungen nachzuweisen. Zusätzlich werden Blutsalze (Natrium, Kalium, Magnesium, Kalzium), rote Blutkörperchen, Eisenstatus und Antikörper zum sicheren Ausschluss einer Zöliakie bestimmt. Verschiebungen in den Blutsalzen finden sich insbesondere bei schwerer Verstopfung oder schwerem Durchfall, können aber auch bei ganz anderen Erkrankungen vorkommen. Veränderungen in den roten Blutkörperchen finden sich unter anderem bei Erkrankungen, bei denen die Resorptionsleistung im Dünndarm erniedrigt ist, also wenn der Dünndarm aufgrund von Entzündungen oder Veränderungen der Darmschleimhaut Substanzen wie Eisen oder Vitamin B_{12} nicht so gut aufnehmen kann.

Stuhluntersuchungen

Stuhluntersuchungen können aus verschiedenen Gründen sinnvoll sein. Zunächst wird nach krank machenden Bakterien und Viren gesucht. Auch eine Pilzbelastung würde in den Stuhlkulturen auffallen. Ebenso können Würmer sowie andere Parasiten nachgewiesen werden. Sehr hilfreich ist auch die Ermittlung von Entzündungswerten im Stuhl, da diese helfen, eine im Dünndarm lokalisierte Entzündung oder eine Dünndarmfehlbesiedlung festzustellen.

Stuhluntersuchungen eignen sich auch zur Enzymbestimmung, denn eine Minderfunktion der Bauchspeicheldrüse äußert sich in weichen, klebrigen Stuhlgängen, verursacht durch einen Mangel des Verdauungsenzyms Pankreaselastase.

Eine ausführliche Mikrobiomanalyse aus dem Stuhlgang ist medizinisch nicht sinnvoll und auch nicht notwendig. Hier ist die Wissenschaft noch nicht so weit, dass sinnvolle Ergebnisse zu erzielen sind oder dass sinnvolle Aussagen zu Krankheiten oder Therapien getroffen werden können. Streng genommen ist noch nicht einmal bekannt, welche Bedeutung die so bestimmte Stuhlgangsflora hat, denn sie ist ja ein Abfallprodukt, das ausgeschieden wird. Für den Darm bedeutend ist die an der Schleimhaut anhaftende sogenannte Schleimhautflora und diese wird mit solchen Tests nicht erfasst. Unabhängig davon ist es aber durchaus spannend zu wissen, mit welcher Mikrobiomzusammensetzung es jeder Einzelne zu tun hat. Lediglich die Erwartungshaltung an die Aussage, die anhand solcher Tests getroffen werden kann, gilt es zu korrigieren.

Ultraschall und Röntgen

Im Rahmen der Reizdarmdiagnostik ist immer auch eine Ultraschalluntersuchung der Bauchregion erforderlich. Hierbei werden Erkrankungen der Gallenblase, der Bauchspeicheldrüse, der Leber, Darmentzündungen und viele andere Erkrankungen, die mit Bauchwasser, vermehrter Gasbildung oder Entzündungen einhergehen, erkannt. Auch bei der Ultraschalluntersuchung gibt es kein typisches Bild, das auf eine Reizdarmerkrankung hindeutet oder eine solche beweist. Es werden aber andere Ursachen der Beschwerden Schritt für Schritt ausgeschlossen.

Röntgenaufnahmen sind im Rahmen der Reizdarm-Routinediagnostik selten erforderlich. In Einzelfällen werden aber Röntgenbilder zur

Bestimmung der Darm-Transitzeit gemacht, da sich damit ein zu schneller oder ein zu langsamer Darmtransport ebenso wie Entleerungsstörungen im Enddarmbereich sehr exakt nachweisen lassen.

Magenspiegelung

Wenn Beschwerden in der oberen Hälfte des Bauches vorherrschend sind oder wenn weicher Stuhlgang und Blähungen ein dauerhaftes Problem sind, wird eine Magenspiegelung veranlasst. Damit können Erkrankungen im Bereich der Speiseröhre, wie eine Entzündung, ein Säureschaden oder ein Zwerchfellbruch (Hernie), sowie im Bereich des Magens, wie eine Gastritis (Magenschleimhautentzündung), der Magenkeim Helicobacter pylori oder ein Magengeschwür, ausgeschlossen werden. Auch ein Verdacht auf Erkrankungen im Bereich des Zwölffingerdarms, wie die Zöliakie oder ein Zwölffingerdarmgeschwür, kann entkräftet werden.

Darmspiegelung

Eine Dickdarmspiegelung (Koloskopie) kann nach entsprechender Reinigung des Dickdarms durchgeführt werden und ist bei Reizdarmbeschwerden zum Ausschluss von Entzündungen, Engstellungen, Divertikeln oder anderen Ursachen sinnvoll. Für die Darmreinigung müssen ab dem Vorabend abführende Salzlösungen getrunken werden. Dadurch kommt es rasch zu einer vollständigen Darmentleerung, die es dem Arzt ermöglicht, den Dickdarm und den letzten Teil des Dünndarms mithilfe einer Kamera zu untersuchen. Vorteilhaft ist bei der Darmspiegelung, dass direkt während der Untersuchung Gewebeproben entnommen werden können, die sofort unter dem Mikroskop auf Entzündungen im Bereich des Darms untersucht werden.
Eine Darmspiegelung ist im Rahmen der Reizdarmdiagnostik erforderlich, wenn die Beschwerden länger als drei Monate bestehen, wenn Durchfall oder weicher Stuhlgang das vorherrschende Symptom ist oder wenn plötzliche, unerklärte Veränderungen der Beschwerdesymptomatik vorliegen.

Atemtest

Es gibt zahlreiche Nahrungsmittelunverträglichkeiten oder Intoleranzen. Die am häufigsten vorkommenden Intoleranzen können mit sogenannten Atemtests leicht nachgewiesen werden. Dazu gehören die Laktoseintoleranz (Laktose-Atemtest), die Fruktosemalabsorption/Fruktoseintoleranz (Fruktose-Atemtest) und die Sorbitmalabsorption/Sorbitintoleranz (Sorbit-Atemtest). Zusätzlich sind Atemtests bei der Bestimmung der Darmtransportgeschwindigkeit hilfreich (Laktulose-Atemtest). Gelegentlich wird auch ein Atemtest zur Erfassung einer Dünndarmfehlbesiedlung verwendet (Glukose-Atemtest).
All diese Atemtests sind nebenwirkungsfrei und einfach durchführbar, dauern aber etwa 1,5 bis 2 Stunden. Sie müssen nüchtern zum Arzt kommen und am Vortag gelten spezielle

Ernährungseinschränkungen, über die Sie informiert werden. Am Untersuchungstag erhalten Sie dann eine Testlösung, die ähnlich wie ein gesüßter Tee schmeckt, und atmen in 15-Minuten-Abständen in einen Atemgas-Sammelbeutel aus. Nach 1,5 Stunden steht das Untersuchungsergebnis bereits fest. Atemtests sind wichtig, da Intoleranzen zwar häufig selbst vermutet werden oder sogar wahrscheinlich sind, man vor einer nachhaltigen Ernährungsumstellung aber gern Sicherheit haben möchte. Denn eine Ernährungsumstellung ist ein deutlicher Eingriff in die Lebensqualität der Betroffenen und bei manchen Intoleranzen auch mit nicht unerheblichen zusätzlichen Kosten verbunden.

Allergietest

Insbesondere bei Symptomen, die zusätzlich zu den Bauchbeschwerden auf eine mögliche Allergie hinweisen, ist es angebracht, bei einem Allergologen entsprechende Allergietests machen zu lassen. Sie sind immer dann sinnvoll, wenn wirkliche allergieartige Symptome auftreten. Dazu zählen Hautausschläge, Hautbläschen, Hautjucken, Atemnot, Kreislaufstörungen oder Kribbeln auf Lippen oder Zunge. Wenn Sie derartige Begleitbeschwerden haben, sprechen Sie Ihren Arzt unbedingt darauf an, denn echte Allergien sind potenziell lebensbedrohliche Erkrankungen. Allergietests können auch sinnvoll sein, wenn einzelne Nahrungsbestandteile oder Lebensmittel einen klar erkennbaren Zusammenhang zu den Beschwerden aufweisen. Allergiesuchtests ohne einen konkreten Verdacht oder einen klar benennbaren Anlass sind hingegen meistens nutzlos und werden daher von den medizinischen Fachleitlinien auch nicht empfohlen. Dies trifft vor allem auf Allergietests zu, die Antikörper vom Typ IgG nachweisen. Allergietests, die von einem Allergologen veranlasst werden, umfassen in erster Linie gezielte Antikörpertests, bei denen Antikörper des Typs IgE bestimmt werden, und Hauttests, bei denen allergische Reaktionen auf einzelne Allergene erfasst werden. Allergietests direkt an der Darmschleimhaut befinden sich im Stadium der wissenschaftlichen Erprobung (Forschungsstandorte in Kiel und Erlangen), sind aber für den Routineeinsatz noch nicht einsatzfähig.

Fazit

Die größte Schwierigkeit beim Erkennen des Reizdarmsyndroms ist es, die große Bandbreite von Auslösern und Beschwerden unter einen Hut und damit unter eine Standardbehandlung zu bekommen. Denn wie wir gesehen haben, gibt es das Reizdarmsyndrom als einzelne Erkrankung nicht. Der Reizdarm ist ein komplexes Krankheitsbild mit verschiedenen Ursachen, Beschwerdemustern und Verlaufsformen. Daher ist es wichtig, dass jeder für sich – gegebenenfalls mit ärztlicher Unterstützung – feststellt, was die individuellen Auslöser sind und welche Maßnahmen helfen, die Probleme in den Griff zu bekommen.

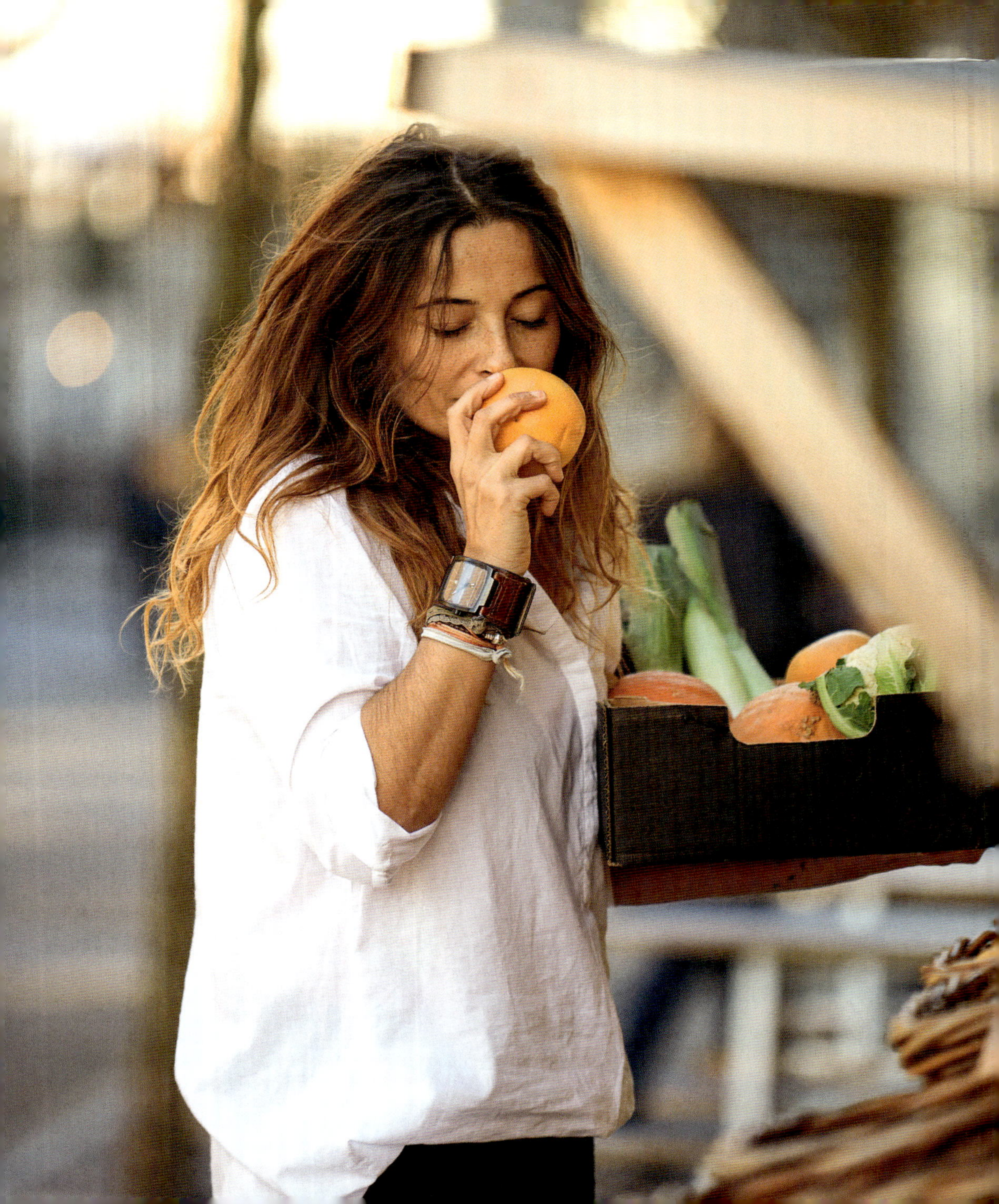

WOHLFÜHLKOST FÜR DEN BAUCH

Die Auswahl der richtigen Lebensmittel trägt entscheidend zur Besserung von Reizdarmbeschwerden bei. Da die FODMAP-reduzierte Ernährung von den meisten Betroffenen sehr gut vertragen wird, ist sie weltweit die erste Wahl.

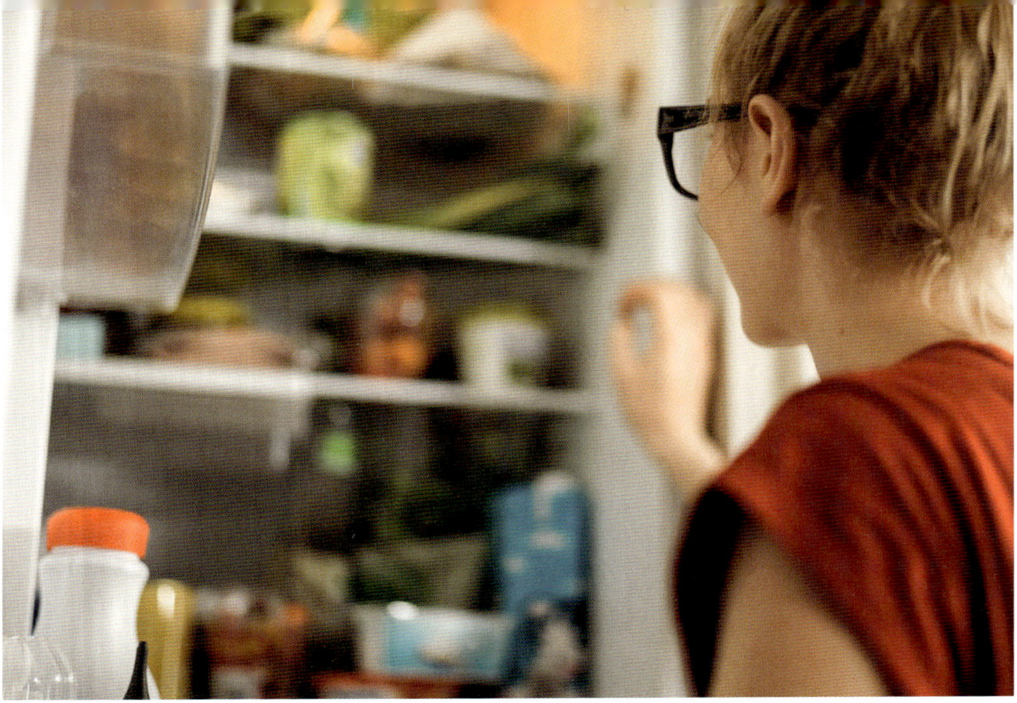

MEHR LEBENSQUALITÄT DURCH ERNÄHRUNGSUMSTELLUNG

Falsche Ernährungsgewohnheiten gehören zu den wichtigsten Auslösern von Reizdarmbeschwerden. Dabei spielen mehrere Faktoren eine Rolle: Zum einen können Nahrungsbestandteile wie zum Beispiel Laktose und Fruktose eigenständig Beschwerden verursachen. Zum anderen lösen Nahrungsmittel auch aufgrund ihrer mechanischen Struktur, also zu heiß oder zu kalt gegessen, zu schlecht gekaut, Probleme aus. Reizende Substanzen wie Alkohol, scharfe Gewürze oder Kaffee führen zusätzlich zu Beschwerden. Dazu kommt, dass die Nahrungsmittel von Darmbakterien vergoren werden, was einen großen Teil der Reizdarmproblematik mitverursacht. Einzeln benennbare Nahrungsbestandteile, die vielen Betroffenen Probleme machen, stellen wir Ihnen ab **Seite 42** vor.

PROBLEMLEBENSMITTEL MEIDEN

Aber selbst wenn bei bekannter Unverträglichkeit einzelne Lebensmittel gemieden werden, neigen Reizdarmpatienten dazu, weiterhin Beschwerden zu haben. Dies erklärt sich mit der schon beschriebenen Überempfindlichkeit des Darms, der viszeralen Hypersensitivität (**siehe Seite 14**). Deshalb wurde für diese Patienten eine einfache Kostform, die FODMAP-Diät (**siehe Seite 40**) entwickelt, die umfassend die meisten der beschwerdeauslösenden Nahrungsmittel ausspart. Klinische Studien ergaben, dass 80 Prozent derjenigen, die sich FODMAP-reduziert ernähren, eine deutliche Beschwerdeverbesserung spüren. Verglichen zu den 35 bis 40 Prozent, deren Beschwerden sich bei einer Medikamenteneinnahme bessern, ist dies ein vielversprechendes Ergebnis.

Aktivierung des Magen-Darm-Trakts

Ein weiterer wichtiger Punkt ist, dass manche Beschwerden auch indirekt durch die Ernährung verursacht werden. Hier ist zu beachten, dass jegliche Nahrungsaufnahme den ganzen Magen-Darm-Trakt vom Ruhezustand in einen Aktivitätsmodus versetzt. Das bedeutet, in dem Moment, in dem etwas gegessen wird, fangen auch Dünn- und Dickdarm mit der Arbeit wieder an (»gastrokolischer Reflex«), um Platz zu schaffen für die neu aufgenommene Nahrung. Dies wiederum kann in direktem zeitlichen Zusammenhang mit der Nahrungsaufnahme zu Beschwerden führen, die mit dem eigentlichen Lebensmittel zunächst überhaupt nichts zu tun haben, diesem aber oft fälschlicherweise zugeschrieben werden.

Der unspezifische Beschwerdetyp

Achten Sie daher darauf, was für ein Beschwerdetyp Sie sind. Reagieren Sie auf jegliche Nahrungsaufnahme manchmal mit Beschwerden? Und stehen die Beschwerden in einem nicht erkennbaren zeitlichen Zusammenhang mit der Nahrungsaufnahme?
Dann sind Sie der unspezifische Beschwerdetyp, bei dem viele unterschiedliche Lebensmittel an manchen Tagen Beschwerden auslösen, an anderen aber auch nicht.

Der spezifische Beschwerdetyp

Oder sind Sie mehr der Typ, bei dem bestimmte Nahrungsmittel regelmäßig Beschwerden auslösen?
Bei diesem Typ entstehen die Beschwerden oftmals in einem gut wiedererkennbaren zeitlichen Abstand zur Nahrungsaufnahme.
Dieser Abstand kann ein bis zwei Stunden oder auch ein bis zwei Tage betragen. Wenn Sie der spezifische Beschwerdetyp sind, dann werden die gleichen Lebensmittel bei Ihnen immer auch ähnliche Beschwerden auslösen, da es sich um eine zumeist spezifische Reaktion handelt. Beim spezifischen Beschwerdetyp sollte für eine Besserung der Beschwerden in erster Linie das auslösende Nahrungsmittel gemieden werden.

DER ERNÄHRUNGSPLAN

Da Ernährungsumstellungen immer mit einem gewissen Aufwand einhergehen, sieht der Reizdarm-Ernährungsplan ein schrittweises Vorgehen, beginnend mit dem niedrigsten Aufwand, vor. Die Stufen 1 bis 3 sind einfache Anpassungen, die vor dem eigentlichen Reizdarmprogramm (**siehe Seite 97**) stehen sollten. Die Ernährungsumstellung im Reizdarmprogramm beginnt dann mit Stufe 4, der FODMAP-Diät.

Stufe 1

An erster Stelle stehen allgemeine Ernährungsempfehlungen, die einfach umzusetzen sind und bei einer Vielzahl von Betroffenen, insbesondere bei denjenigen mit milden und moderaten Beschwerden, schon zu einer guten Symptomkontrolle und damit Verbesserung der Lebensqualität führen. Sie beeinträchtigen den Alltag kaum und werden meist auch nicht als belastend empfunden:

- Nehmen Sie sich zum Essen ausreichend Zeit und vermeiden Sie hektisches Essen sowie nicht ausreichend gekaute Speisen.
- Achten Sie auf eine ausgewogene Ernährung, die Kohlenhydrate, Fette und Eiweiße berücksichtigt und Kohlenhydrate tendenziell reduziert.
- Nehmen Sie genügend Ballaststoffe (Zielwert 30 Gramm pro Tag) auf, hilfreich sind Vollkornprodukte.
- Vermeiden Sie alkoholische und kohlensäurehaltige Getränke sowie Limonaden.
- Achten Sie auf eine ausreichende Trinkmenge. 1,5 bis 2 Liter pro Tag, ideal sind Wasser oder ungesüßter Tee.
- Begrenzen Sie koffeinhaltige Getränke wie Kaffee, schwarzen oder grünen Tee auf maximal drei Tassen am Tag.
- Beschränken Sie frisches Obst auf maximal drei Portionen à 100 Gramm pro Tag.
- Beschränken Sie Rohkost auf maximal eine Portion à 100 Gramm pro Tag.
- Versuchen Sie, Hafer und geschrotete Leinsamen in Ihre Ernährung zu integrieren.
- Vermeiden Sie Zucker und Süßstoffe.
- Vermeiden Sie voluminöse Mahlzeiten.
- Vermeiden Sie frittierte Mahlzeiten.
- Reduzieren Sie Salz und scharfe Gewürze und bevorzugen Sie schonende Zubereitungsmethoden.
- Essen Sie wenig Fleisch.
- Halten Sie Normalgewicht.

Stufe 2

Wenn Stufe 1 nach vier Wochen keinen ausreichenden Erfolg bringt, ist es Zeit für Stufe 2. Dabei wird die Ernährung der Stufe 1 regelmäßig mit wasserlöslichen Ballaststoffen (**siehe Seite 47**) ergänzt. Das Ziel ist, dass Sie sich unter Berücksichtigung der Empfehlungen aus Stufe 1 zunächst wie gewohnt weiterernähren. Morgens und abends nehmen Sie aber je eine Portion wasserlösliche Ballaststoffe zusätzlich zu sich. Infrage kommen geschrotete Flohsamenschalen oder Weizenkleie, alternativ auch Präparate, die resistente

Dextrine, Pektin, Johannisbrotkernmehl, Guarkernmehl oder Akazienfaser enthalten. Wasserlösliche Ballaststoffe vom Inulin-, Lactulose-, Fruktooligosaccharid- und Galaktooligosaccharid-Typ sind weniger geeignet, da diese stark blähend wirken. Die beste medizinische Datenlage gibt es derzeit für Flohsamenschalen, sodass diese die erste Wahl sein sollten. Bei guter Wirksamkeit können Sie mit der Zeit versuchen, auf einen Teil der Ballaststoffergänzung zu verzichten, und diese durch Haferflocken ersetzen.

Stufe 3

Wer nach vier Wochen Stufe 2 nicht weiterkommt, dem empfehlen wir das Führen eines Ernährungs-, Symptom- und Aktivitätstagebuchs (**siehe Vorlage unten**). Es wird vier Wochen lang konsequent geführt und ist geeignet, Hinweise auf Nahrungsmittelintoleranzen und -allergien, Unverträglichkeiten oder andere auslösende Ereignisse zu entlarven. Anhand der Aufzeichnungen kann Ihr Arzt eine weitere Diagnostik oder eine individuelle Therapie anregen.

ERNÄHRUNGS-, SYMPTOM- UND AKTIVITÄTSTAGEBUCH

DATUM:

Uhrzeit	Nahrungsmittel, Getränke & Naschereien, inkl. Menge, Zubereitungsart (roh, gedünstet, gebraten, aufgewärmt, geschält), Zutaten bei Fertigprodukten, Medikamente, Vitaminpräparate, Nahrungsergänzungsmittel, Probiotika	Beschwerden: Zeitpunkt, Art, Schweregrad (0–10), Dauer, Stuhlgang

Lebensmittel, die Beschwerden verursachen

Lebensmittel	Beschwerden	Stuhlgang

Sonstiges: Sport, Stress, Tierkontakt, Rauchen, sonstige Aktivitäten und Belastungen

Stufe 4

Wenn all dies nicht zu einer deutlichen Verbesserung der Beschwerden geführt hat, kommt in der nächsten Stufe der Ernährungstherapie die spezielle Reizdarmdiät, genauer gesagt die FODMAP-reduzierte Diät **(siehe Seite 40)** zum Einsatz. Bevor wir uns dieser Diät zuwenden, sind jedoch noch einige Informationen zu Ballaststoffen nützlich.

BALLASTSTOFFE

Ballaststoffe (BS) sind ein wichtiger Bestandteil einer darmgesunden Ernährung. Die Deutsche Gesellschaft für Ernährungsmedizin rät, täglich 30 Gramm Ballaststoffe aufzunehmen, da eine ausreichend große Menge das Risiko für Herz-Kreislauf-Erkrankungen, Stoffwechsel- und Verdauungskrankheiten reduziert und zu einer höheren Lebenserwartung führt. Diese Menge mit unserer modernen Ernährung zu erreichen, ist aber nicht so einfach. Was auch daran liegt, dass wir Äpfel und Kartoffeln schälen und Getreideprodukte meistens nicht als Vollkornprodukte verwenden. Im Durchschnitt kommen wir gerade mal auf 20 Gramm am Tag.

Was sind Ballaststoffe?

Als Ballaststoffe werden unverdauliche Nahrungsbestandteile meist pflanzlicher Natur bezeichnet, die viele wichtige Funktionen im Körper erfüllen. Für die Darmgesundheit sind sie aus mehreren Gründen wichtig:

- Unser Darm benötigt Ballaststoffe, da sie Wasser binden und dann aufquellen. Damit erhöhen Ballaststoffe die Stuhlmenge.
- Der Stuhl wird durch Ballaststoffe wohlgeformter, nicht zu weich und nicht zu hart. Und diesen wohlgeformten Stuhl braucht unser Darm, um den Inhalt schnell genug voranzutreiben. Denn die Regulation der Darmbeweglichkeit wird zu einem großen Teil über das Stuhlvolumen und die Textur des Darminhalts reguliert.

Zu beachten ist, dass wir ausreichend trinken, wenn wir Ballaststoffe zu uns nehmen. Bei 30 Gramm Ballaststoffen ist eine Trinkmenge von 1,5 bis 2 Litern pro Tag empfehlenswert. Wichtig sind Ballaststoffe auch für diejenigen, die ihren Darm entschlacken wollen: Da Ballaststoffe mit der Nahrung aufgenommene Schwermetalle und Metalle wie Barium, Cadmium und Blei binden, können sie den Körper von diesen Metallen befreien.

FUTTER FÜR DIE DARMFLORA

Ballaststoffe sind ein wesentlicher Nährstoff für die Darmflora. Daher werden sie auch zu den Präbiotika, also den für die Darmflora förderlichen Substanzen gezählt. Darmbakterien freuen sich über Ballaststoffe und verwerten diese. Dabei entstehen unter anderem zwei Abbauprodukte: zum einen Gase, die oft lästig sind, aber als Ausdruck der aktiven Darmflora gesehen werden sollten, zum anderen freie Fettsäuren, wie Propionate und Butyrate, die zur Darmgesundheit beitragen, indem sie Darmschleimhautzellen ernähren und den Säurewert im Darmlumen senken. Die Fettsäuren, die durch die Verstoffwechselung der Ballaststoffe entstehen, haben außerdem antientzündliche Eigenschaften. Zu guter Letzt ist auch nachgewiesen, dass eine hohe Ballaststoffaufnahme davor schützt, Darmdivertikel (Ausstülpungen der Darmschleimhaut) beziehungsweise eine Divertikelkrankheit zu entwickeln. Und gerade die Divertikelkrankheit, bei der es durch die Ausstülpungen zu Beschwerden kommt, verursacht vor allem im mittleren und höheren Alter reizdarmartige Probleme.

Einteilung von Ballaststoffen

Für die Darmfunktion ist die Einteilung der Ballaststoffe in wasserlösliche und -unlösliche wichtig. Unlösliche Ballaststoffe können kein Wasser binden und sind deshalb für die Regulation der Stuhlmenge nicht so bedeutend. Sehr gut verdauliche wasserlösliche Ballaststoffe sind beispielsweise in Haferflocken, Flohsamen, Weizenkleie und Leinsamen enthalten. Bei den in Samen und Körnern enthaltenen löslichen Ballaststoffen bitte darauf achten, dass es sich um geschrotete oder pulverisierte Produkte handelt, da beim Verzehr von ganzen Körnern die Ballaststoffe unter der Schale bleiben und nicht wirken können. Etwas komplexer ist die Bewertung von einzelnen Ballaststoffen wie zum Beispiel resistenter oder retrogradierter Stärke. Beide fallen unter die Ballaststoffe, da sie im Gegensatz zur nicht resistenten Stärke, die wir als Energieträger aufnehmen, von unseren Verdauungsenzymen nicht gespalten werden können. Resistente Stärke findet sich in großen Mengen in stärkereichen Lebensmitteln, wenn diese roh sind: rohe Kartoffeln, roher Mais oder unreife Bananen. Durch Erhitzen kann resistente Stärke aber in eine für uns verdauliche Form der Stärke, also in reguläre Stärke, überführt werden. Dies ist ein Grund, wieso wir Kartoffeln und Mais sowie viele andere Lebensmittel vor dem Verzehr kochen. Bei Rohkost ist der Anteil an resistenten Stärken und damit an symptomverursachenden Ballaststoffen höher. Die Darmbakterien freut es. Sie bekommen im Dickdarm mehr zu tun. Hierbei entstehen wiederum Darmgase, weshalb Rohkost bei einem Reizdarm nur in kleinen Mengen verzehrt werden sollte. Resistente Stärken entsprechen Ballaststoffen mit sehr hoher Wasserbindungskapazität; deshalb enthalten viele Nahrungsergänzungsmittel, bei denen es um Ballaststoffe oder Darmgesundheit geht, resistente Stärken.

Eine Sonderform der resistenten Stärken ist die retrogradierte Stärke. Sie kann entstehen, wenn gekochte reguläre Stärken beim Abkühlen in eine Kristallisationsform übergehen, die dann wiederum von unseren Verdauungsenzymen nicht mehr gespalten werden kann. Retrogradierte Stärken haben nur eine sehr niedrige Wasserbindungskapazität, können aber von Darmbakterien sehr gut gespalten werden. Sie sind also ein gutes Präbiotikum.

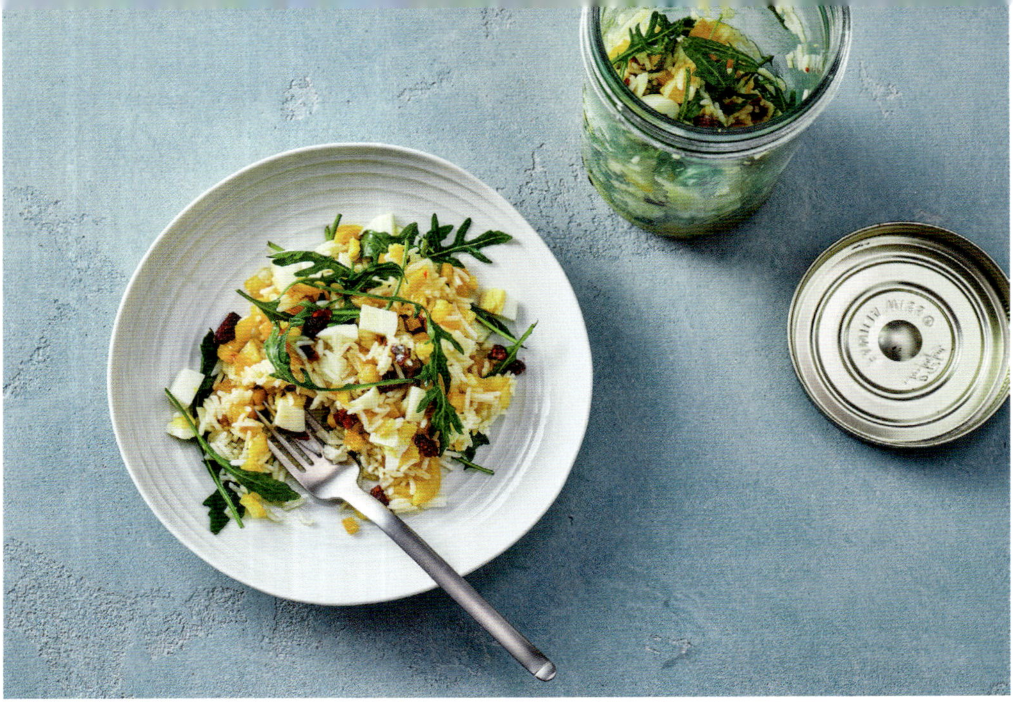

DIE FODMAP-REDUZIERTE DIÄT

Von allen Ernährungsempfehlungen zur Behandlung von Reizdarmbeschwerden ist die FODMAP-reduzierte Diät die ausgefeilteste. Das liegt daran, dass sie die einzige Kostform ist, die speziell dafür entwickelt und in einem aufwendigen klinischen Studienprogramm in verschiedensten Situationen kurz- und langfristig getestet wurde. Dabei wurde sie nicht nur mit anderen Ernährungsformen, sondern auch mit anderen Reizdarmtherapien verglichen. Studienübergreifend bestätigte sich ein erheblicher positiver Einfluss auf den Reizdarm. Ausgangspunkt der Überlegungen war, dass die Tätigkeit der Darmflora, also die Fermentierung/Vergärung von Lebensmitteln, und die dabei auftretenden Substanzen und Gase bei der Entstehung der Beschwerden eine zentrale Stellung haben. Daraus folgte

die Hypothese, dass eine Ernährung, die dem gasproduzierenden Teil der Darmflora weniger Nahrungsbestandteile zur Verfügung stellt, auch zu weniger Beschwerden führt. Als Nahrungsbestandteile, die stark und schnell vergärt/fermentiert werden, wurden die FODMAPs identifiziert:
Fermentierbare (F), das heißt von der Darmflora rasch abbaubare, Oligosaccharide (O), Disaccharide (D), Monosaccharide (M) und (engl. and – A) Polyole (P).

WAS SIND FODMAPS?

Bei diesen FODMAPs handelt es sich jeweils um kurzkettige Kohlenhydrate, die als gutes Bakterienfutter dienen, das rasch fermentiert werden kann. Allen FODMAPs gemeinsam ist, dass sie im Dünndarm nicht oder nur schlecht resorbiert werden. Sie werden, entweder weil entsprechende Enzyme fehlen oder weil zu wenig Transportkapazitäten vorhanden sind, nicht ins Blut aufgenommen, passieren deshalb den Dünndarm und gelangen in den Dickdarm. Dort angekommen, werden sie von den Darmbakterien schnell fermentiert. Und gerade diese rasche Fermentierung, deren Geschwindigkeit individuell unterschiedlich ist, führt dann zeitnah zu Beschwerden. Die Beschwerden entstehen bei der Fermentierung aller FODMAPs indirekt durch die Produktion von Darmgasen wie Kohlendioxid, Wasserstoff und Methan. Da bei Reizdarmpatienten, wie bereits erläutert, eine erhöhte Schmerzempfindlichkeit besteht, ist auch die Schmerzempfindlichkeit gegenüber diesen Darmgasen gesteigert. Zudem handelt es sich bei den FODMAPs um kleine Moleküle. Kleine Moleküle bedingen, dass vermehrt Wasser in den Darm einströmt und dort gebunden wird. Denn es ist ein üblicher physiologischer Mechanismus, dass im Darm vorhandene kleine Moleküle mit Wasser verdünnt werden. Bei vielen Menschen führt daher eine erhöhte Aufnahme von FODMAPs auch zu einem weicheren Stuhlgang, teilweise sogar zu Durchfall.

SO VERURSACHEN FODMAPS BESCHWERDEN

- FODMAPs bleiben im Darm und werden nicht in den Körper aufgenommen.
- Bakterien vergären FODMAPs im Dünn- und Dickdarm, dabei entstehen vermehrt Darmgase. Diese verursachen Blähbauch, Flatulenz und Bauchschmerzen.
- FODMAPs ziehen Wasser in den Darm. Dadurch können weicher Stuhl und Durchfall entstehen.
- Bakterien fermentieren FODMAPs im Dickdarm, dadurch wird die Stuhlmenge gesteigert. Es kommt zu Stuhldrang, Bauchschmerzen und in der Folge zu häufigeren Toilettenbesuchen.

FODMAPS

Gruppe	Vorkommen in der Nahrung als …	Viel davon findet man in …
Oligosaccharide	Fruktane, Galaktane, Fruktooligosaccharide (FOS), Galaktooligosaccharide (GOS)	Gerste, Roggen, Weizen, Emmer, Einkorn, Erbsen, Fenchel, Johannisbrot, Knoblauch, Lauch, Linsen, Zwiebeln
Disaccharide	Laktose	Dickmilch, Kondensmilch, Molke, Joghurt, Milch, Sahne
Monosaccharide	Fruktose	Äpfeln, Birnen, Honig, Kirschen, Maissirup, Spargel, getrocknetem Obst, Fruchtsäften, Früchtetees
Polyole	Sorbitol (Sorbit), Mannitol (Mannit), Maltitol (Maltit), Xylitol (Xylit)	Äpfeln, Aprikosen, Birnen, Pfirsichen, Kirschen, Nektarinen, Pflaumen, Diätprodukten, Kaugummi, Süßstoffen, Algen, Pilzen

FODMAPs näher betrachtet – Oligosaccharide (Mehrfachzucker)

Zucker sind chemisch gesehen ringförmig angeordnet. Zusammengesetzt bilden diese Zuckerringe Zuckerketten. Oligosaccharide sind Mehrfachzucker aus bis zu 10 Zuckerringen. Bei den Oligosacchariden sind insbesondere Fruktooligosaccharide (FOS), Galactooligosaccharide (GOS), Galaktane und Fruktane als FODMAPs anzusehen. Ketten aus mehreren Fruktoseringen werden Fruktane genannt. Bei bis zu 10 Zuckerringen heißen sie Fruktooligosaccharide beziehungsweise Oligofruktose (FOS), von 11 bis 100 Ringen heißen sie Inuline. Fruktane sind für uns unverdaulich, können aber von Bakterien sehr gut fermentiert werden. Für die Blähungspotenz ist die Länge der Fruktane entscheidend. Je kürzer die Kette, desto stärker sind die entstehenden Blähungen. FOS und Inulin werden jedoch oft als Präbiotika verwendet oder präbiotischen Lebensmitteln zugesetzt, weil sie eine günstige Darmflora fördern können. Deshalb sind Blähungen eine häufige Nebenwirkung von Präbiotika.

FRUKTANREICHE LEBENSMITTEL

Sehr fruktanreich sind Gemüse wie Zwiebel, Knoblauch, Lauch und Artischocke, Hülsenfrüchte wie Linsen, Bohnen und Kichererbsen, Nüsse, insbesondere Cashewnüsse und Pistazien, sowie Getreide wie Weizen, Roggen

oder Gerste. Wobei zu den Getreideprodukten nicht nur Brot und Backwaren, sondern auch Nudeln und Cerealien zählen.
Bei den Galaktooligosacchariden (GOS) handelt es sich um Kohlenhydratketten aus dem Zucker Galaktose, die an einem Ende einen Fruktose- und am anderen Ende einen Glukosering besitzen. Gerade kurzkettige GOS wie Raffinose und Stachyose sind sehr unverträgliche FODMAPs. Die längerkettigen Galaktane hingegen zählen schon zu den Hemicellulosen und sind viel besser bekömmlich, da diese von Bakterien kaum oder nur sehr langsam fermentiert werden. Bei der FODMAP-Bewertung wird daher hauptsächlich auf die kurzkettigen GOS geachtet. Sie findet man vor allem in Gemüse und Hülsenfrüchten. Fruktane und GOS werden bei der FODMAP-Bewertung getrennt betrachtet, ein Gehalt von jeweils mehr als 0,2 Gramm pro Portion wird als FODMAP-reich angesehen.

WENIGER FODMAPS IN EINGEKOCHTEM

Manche Präbiotikapräparate beinhalten Fruktane und können daher Beschwerden auslösen. Interessant ist, dass Fruktane bei längerer Lagerung in Flüssigkeiten übergehen. Das macht manchmal einen bedeutenden Unterschied: So enthalten Kichererbsen, die als Trockenware gelagert werden, mehr FODMAPs als Kichererbsen, die in Dose oder Glas eingemacht sind, denn die FODMAPs gehen in die Flüssigkeit über und diese wird ja abgegossen. Gleiches trifft für andere Hülsenfrüchte sowie eingelegte Gemüse zu.

Disaccharide (Zweifachzucker)

Die meisten Zweifachzucker wie Maltose, Saccharose, Trehalose und Cellobiose werden sehr gut vertragen. Bei der FODMAP-Bewertung macht ein Zweifachzucker, die Laktose, aber Schwierigkeiten. Für Laktose wird eine Menge von 4 Gramm pro Portion als Grenzwert angesehen. Portionen, die mehr als 4 Gramm Laktose enthalten, sollten daher immer gemieden werden.

PROBLEMSTOFF LAKTOSE

Laktose kommt in der Milch von allen Säugetieren vor. Und unser Körper ist insbesondere in der Säuglingszeit, wenn wir uns von Muttermilch ernähren, auf die Verdauung von Laktose optimiert. Das für die Laktoseverdauung erforderliche Enzym, die Laktase, wird im Laufe des Lebens dann weniger gebildet. Viele Menschen bilden sogar gar keine Laktase mehr, können Laktose aber dennoch ausreichend gut vertragen. Wie gut Sie Laktose vertragen, hängt davon ab, wie viel Laktase Ihr Körper produziert. Bei Reizdarmpatienten besteht oftmals eine stark eingeschränkte Verdaulichkeit von Laktose, sodass Laktose enthaltende Lebensmittel Beschwerden

verursachen. Daher werden im Rahmen der FODMAP-reduzierten Diät laktosereiche Lebensmittel gemieden.
Gerade bei der Laktose ist aber Umsicht gefragt, denn nicht alle Milchprodukte sind laktosereich und auch nicht alle Produkte, die den Begriff »Milch« im Namen tragen, enthalten tatsächlich Laktose. Vollmilch und Joghurt sind laktosereich, ein gereiftes Milchprodukt wie Käse hingegen ist laktosearm und Butter ist sogar laktosefrei.
Ebenso laktosefrei sind Produkte, die zwar häufig als »Milch« bezeichnet werden, aber nicht aus Säugetiermilch hergestellt sind, wie zum Beispiel Hafermilch, Mandelmilch, Sojamilch oder Quinoamilch. Dennoch sind sie unter FODMAP-Gesichtspunkten nicht unbedenklich, da bei diesen Ersatzmilchen der Gehalt anderer Nahrungsbestandteile wie der GOS und FOS berücksichtigt werden muss. So ist eine Sojamilch aus Sojabohnen FODMAP-reich, da sie viele GOS enthält, eine Sojamilch aus Sojaprotein oder Sojaextrakt hingegen ist FODMAP-arm (**siehe Tabellen in der hinteren Innenklappe**).

VORSICHT FALLE

Um Laktose zu meiden, bieten sich natürlich laktosefreie Produkte an. Sie sollten aber gut darauf achten, dass keine anderen FODMAP-reichen Nahrungsbestandteile wie etwa Sojabohnen zugesetzt wurden.

LAKTOSEVERTRÄGLICHKEIT TESTEN

Gerade bei der Laktose ist wegen des fließenden Übergangs von FODMAP-arm zu FODMAP-reich die individuelle Verträglichkeit sehr variabel. Ein guter Anhaltspunkt für die eigene Laktoseverträglichkeit ist die morgendliche Tasse Kaffee. Ein kleiner Schuss Milch im Kaffee sollte eigentlich keine Beschwerden verursachen, wenn es nur um die FODMAP-Bewertung geht. Das bedeutet, wer einen kleinen Schuss Milch im Kaffee nicht verträgt, sollte den Kaffee als Verursacher bedenken und auch eine echte Laktoseintoleranz, die eine eigenständige Erkrankung ist, ausschließen lassen. Denn bei Reizdarm sollte der Konsum dieser Menge Milch kein Problem sein.
Kuhmilch kann allerdings auch eine Allergie auslösen, dies hat mit einer Laktoseintoleranz, also dem Verwertungsdefekt, nichts zu tun. Eine Milchallergie ist eine Abwehrreaktion des Körpers gegen verschiedene Milcheiweiße. Es gibt Milchallergien vom Soforttyp (Beschwerden innerhalb von 2 Stunden) sowie vom verzögerten Typ (Beschwerden nach 2 bis 48 Stunden). Bei Verdacht auf eine Milchallergie ist eine Allergietestung (IgE-Antikörper) sinnvoll.

Monosaccharide (Einfachzucker)

Monosaccharide sind Zucker, die aus einem einzelnen Zuckerring bestehen. Sie müssen deshalb vor der Aufnahme in den Körper nicht durch ein Enzym gespalten werden.

Die meisten Einfachzucker wie Glukose, Galactose oder Mannose sind im Rahmen der FODMAP-Bewertung völlig unproblematisch. Der einzige Einfachzucker, der Probleme bereitet, ist der Fruchtzucker, die Fruktose.

FRUKTOSE MEIDEN

Aus diesem Grund werden fruchtzuckerreiche Lebensmittel in der FODMAP-reduzierten Diät nur sparsam verwendet. Fruktose befindet sich in pflanzlichen Produkten, insbesondere in Früchten, kann aber auch in Gemüsen oder Getreiden in größerer Menge vorkommen. Und sogar tierische Produkte wie Honig enthalten Fruchtzucker. Honig ist sogar ein Lebensmittel mit einem besonders hohen Fruchtzuckergehalt. Geachtet werden sollte auch auf Lebensmittel mit zugesetztem Fruchtzucker. Versteckte Fruktose verbirgt sich hinter den Abkürzungen für Glukose-Fruktose-Sirup (GFS, FGS, HFGS), Maissirup (HFCS) und ähnlichen Beschreibungen.
Nahrungsmittel mit einem hohen Fruktosegehalt oder einem Fruktoseüberschuss von mehr als 0,2 Gramm pro Portion werden als FODMAP-reich bewertet. Diese Schwelle ist nicht ganz unproblematisch, da die Aufnahme von Fruktose bei jedem von uns unterschiedlich ist und Schwankungen unterliegt. Fruktose, die vom Darm in den Körper aufgenommen werden soll, wird über eine spezielle Pumpe, den Fruktosetransporter, durch die Darmwand transportiert. Dieser Fruktosetransporter hat zwei Beschränkungen:
Limitation 1 ist, dass er eine Kapazitätsgrenze hat, das bedeutet, wenn wir zu viel Fruktose zu uns nehmen, kann nicht die gesamte Menge aufgenommen werden. Diese Kapazitätsgrenze ist individuell sehr unterschiedlich, im Laufe des Lebens schwankend und kann in Grenzen durch regelmäßigen Verzehr von Fruktose sogar trainiert werden. Strenges Vermeiden von Fruktose wiederum senkt diese Kapazitätsgrenze. Das bedeutet, dass man sich durch zu strenges Vermeiden von Fruktose auch in eine Fruktoseintoleranz hineinmanövrieren kann. Menschen mit einer sehr niedrigen Kapazitätsgrenze leiden unter einer Fruktoseintoleranz. Der Übergang vom Reizdarmsyndrom zur Fruktoseintoleranz ist fließend, sodass bei vielen Reizdarmpatienten gerade Fruktose ein großes, oftmals in dieser Form nicht erkanntes Problem darstellt.
Limitation 2 des Fruktosetransports ist, dass er variabel ist und unter Tagesschwankungen mal besser und mal schlechter funktioniert. Besser funktioniert er, wenn zusammen mit der Fruktose reichlich Glukose, also Traubenzucker, aufgenommen wird. Dies ist zum Beispiel bei Saccharose, dem Haushaltszucker, der Fall. In Saccharose liegen Fruktose und Glukose im Verhältnis eins zu eins vor. Daher ist Haushaltszucker besser verträglich als reiner Fruchtzucker. Fruktosereiche Lebensmittel wie Obst sind deshalb oftmals besser bekömmlich, wenn zusätzlich Traubenzucker darübergestreut wird. Gelegentlich ist das erlaubt. Allzu häufig sollten Sie dies allerdings

nicht praktizieren, da Sie ansonsten unter den zusätzlichen Zuckerkalorien leiden. Manche Menschen spüren bei allen Zuckern, also auch bei Haushaltszucker, Beschwerden. Dies hat nichts mit dem FODMAP-Gehalt der Zucker zu tun, sondern möglicherweise damit, dass sich im Dünndarm Bakterien oder Pilze angesiedelt haben. Das führt zu einer vorzeitigen Fermentierung der Zucker. Diese allgemeinen Zuckerbeschwerden treten oftmals sehr rasch nach der Nahrungsaufnahme auf. Durch FODMAPs ausgelöste Beschwerden sind hingegen oft erst 30 bis 60 Minuten nach der Nahrungsaufnahme zu spüren.

Polyole

Polyole sind Zuckeralkohole, die einen süßen Geschmack haben. In Obst, Gemüse, Pilzen und Algen kommen Polyole von Natur aus vor. Von der Lebensmittelindustrie werden sie oftmals als Süßungsmittel zugesetzt, da sie unseren Wunsch nach kalorienreduzierten und dennoch süß schmeckenden Lebensmitteln erfüllen.

Natürliche Polyole müssen in Endprodukten nicht benannt werden, zugesetzte Polyole haben eine Lebensmittelzusatzstoff-Nummer also eine E-Nummer. Die häufigsten Polyole sind Sorbit (E420), Mannit (E421), Maltit (E965) und Xylit (E967). Manchmal wird auch die englische Namensgebung verwendet: Aus Sorbit wird dann Sorbitol. Alle Polyole sind FODMAPs und in der Bewertung sind alle Nahrungsmittel, die mehr als 0,3 Gramm pro Portion enthalten, als FODMAP-reich anzusehen. Polyole finden sich nicht nur in Lebensmitteln, sondern auch in anderen Produkten wie zum Beispiel Mundspülungen oder Zahnpasta. Diese Polyole brauchen Sie aber nicht zu berücksichtigen, da etwa versehentlich verschluckte Zahnpasta keine relevante Menge an Polyolen enthält.

VORSICHT FALLE

Achten Sie bei Lebensmitteln und Süßigkeiten, die mit den Attributen »zuckerfrei«, »Diät« oder »kalorienreduziert« werben, auf zugesetzte Polyole: Gerade hier verstecken sich Polyole oft als Süßstoffe.

FÜR WEN IST DIE FODMAP-DIÄT GEEIGNET?

Die FODMAP-reduzierte Diät wurde speziell für Patienten mit einem Reizdarmsyndrom entwickelt. Klinische Studien über diese Kostform gibt es auch zur Glutensensitivität, zur Weizensensitivität, zu chronisch entzündlichen Darmerkrankungen wie Morbus Crohn und Colitis ulcerosa, zu Nahrungsmittelintoleranzen, zur Divertikelkrankheit und zum Blähbauch. Bei Divertikulose sollten zusätzlich wasserlösliche Ballaststoffe aufgenommen werden. Auch Personen mit einer gesicherten Laktoseintoleranz oder Fruktosemalabsorption (Fruktoseintoleranz), bei denen die Beschwerden durch die laktosefreie oder fruktosereduzierte Diät nicht ausreichend in Griff gebracht werden können, profitieren von der FODMAP-reduzierten Diät. Ihren Haupteinsatzbereich hat diese Kostform aber beim Reizdarmsyndrom.

Können FODMAPs schaden?

FODMAPs sind weder gefährlich noch ungesund. Sie sind lediglich beschwerdeauslösend und damit für Reizdarmpatienten ungeeignet. Für unsere gasbildenden Darmbakterien sind FODMAPs sozusagen das Happy Meal. Das bedeutet, wenn wir viele FODMAPs essen, entstehen mehr Gase und andere Substanzen. Zwar bilden sich bei Menschen mit Reizdarm nach der Aufnahme von FODMAP-reichen Lebensmitteln nicht mehr Darmgase als bei Menschen ohne Reizdarm, der Reizdarm hat aber Schwierigkeiten mit der Beseitigung der Gase und ist zusätzlich sensibler gegenüber diesen Gasen. Das verursacht die Beschwerden. Dieser Mechanismus wird, wie bereits beschrieben, als viszerale Hypersensitivität (**siehe Seite 14**) bezeichnet.
Ein Mensch ohne Reizdarm wird eine Ernährungsumstellung auf FODMAP-arme Nahrungsmittel gar nicht bemerken. Und es sind während einer FODMAP-reduzierten Diät auch keine Mangelzustände zu erwarten.
Vor allem wenn sie sowieso zu Verstopfung neigen, wird bei manchen Betroffenen während der FODMAP-Diät der Stuhl aber fester oder sogar zu fest. Das liegt an der reduzierten Ballaststoffmenge. Sofern dies bei Ihnen spürbar wird, sollten Sie einfach mit wasserlöslichen Ballaststoffen wie Haferflocken oder geschroteten Flohsamen nachhelfen.

WASSERLÖSLICHE BALLASTSTOFFE

Ballaststoff	FODMAP-Diät-unverträglich	FODMAP-Diät-verträglich
Pektin	Äpfel, Aprikosen, Quitten	Leinsamen, Zitrusfrüchte, Zitrusfruchtschalen, Möhren, Pektinpulver
Beta-Glucan	Gerste, Pilze	Hafer, Haferkleie
Guaran		Guarkernmehl, Xanthanpulver (E415)
Psyllium		Flohsamenschalen
Inulin	Artischocken, Topinambur	
Oligofruktose	Inulinpulver	

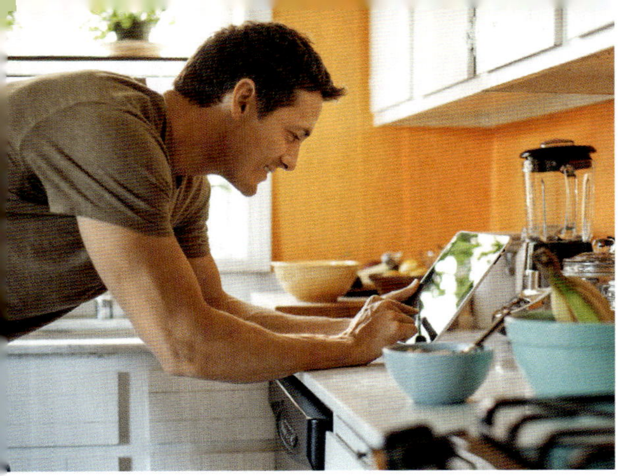

Was passt zu meiner Diät? Tabellen helfen bei der Auswahl FODMAP-armer Lebensmittel.

WIE FANGE ICH AN?

Wenn bei Ihnen die Basis-Ernährungsumstellungen nicht geholfen haben, dann ist die FODMAP-reduzierte Diät die richtige Entscheidung. Die Umsetzung erfolgt in drei Phasen und Sie haben reichlich Entscheidungsspielraum, um Dauer und Strenge der Diät zu variieren. Grundlage ist die Einordnung der Lebensmittel in FODMAP-reich und FODMAP-arm. Hierfür benötigen Sie Tabellen, denn den FODMAP-Gehalt eines Lebensmittels erkennt man nicht am Aussehen. FODMAP-Tabellen finden Sie auf der hinteren Innenklappe dieses Buches. Wenn Sie im Internet nach Tabellen suchen, achten Sie bitte auf fachlich fundierte Quellen, im Internet sind auch viele unzuverlässige Tabellen im Umlauf. Die Tabellenbewertungen beziehen sich auf durchschnittliche Portionsgrößen. Lebensmittelgenuss im Übermaß wird beim Reizdarm immer Beschwerden verursachen.

Die einfache Rechnung lautet:
Weniger FODMAPs =
weniger Beschwerden

Vor den Phasen 1, 2 und 3 steht die Vorbereitung der Diät. Empfehlenswert ist es, sich vor Beginn der Ernährungsumstellung sehr genau mit dem Konzept und den Hintergründen zu beschäftigen und, wenn grundlegende Unklarheiten bestehen, Unterstützung bei einer Ernährungsberatung zu suchen.
Ziel ist es aber nicht, sich dauerhaft streng FODMAP-arm zu ernähren. Vielmehr geht es darum, in der strengen Eingangsphase zu lernen, was mit einer Ernährungsumstellung erreicht werden kann, und in der Folge die Strenge langsam wieder zu lockern, um die eigene Lebensqualität zu erhöhen.

DIE DREI DIÄTPHASEN

In Phase 1 beginnt die Diät mit einer sehr strengen FODMAP-reduzierten Ernährung, die sich an den Listen mit FODMAP-armen beziehungsweise -reichen Lebensmitteln (**siehe hintere Innenklappe**) orientiert und die sechs Wochen dauert. In Phase 2, der sogenannten Reexposition oder Testphase, werden einzelne Nahrungsmittelgruppen oder einzelne Lebensmittel in die Ernährung zurückgeholt, sodass Sie in Phase 3 Ihre individualisierte FODMAP-Ernährung gefunden haben und praktizieren können.

PHASE 1 – Restriktion

Phase 1 ist die einfachste Phase, denn in dieser Phase orientieren Sie sich an den Lebensmitteltabellen (**siehe hintere Innenklappe**). Sie vermeiden die Lebensmittel der rechten Tabelle strikt und ernähren sich mit den Lebensmitteln der linken Tabelle. Achten Sie darauf, Obst und insbesondere Gemüse in Phase 1 nicht als Rohkost, sondern nur erhitzt zu essen. Phase 1 wird sechs Wochen lang durchgeführt. Bitte halten Sie sich möglichst streng an die Tabellen. Ziel von Phase 1 ist es, die Beschwerden durch eine konsequente Ernährungsumstellung so gut wie möglich in den Griff zu bekommen, sodass Sie am Ende dieser Phase deutlich weniger Beschwerden verspüren. 80 Prozent der von einem Reizdarm Betroffenen berichten nach Phase 1 über eine sehr deutliche Besserung. Bitte bedenken Sie aber, dass Ihre Beschwerden zwar spürbar zurückgehen, jedoch nicht bei jedem vollständig beseitigt sein werden. Das liegt daran, dass die FODMAP-reduzierte Diät den Beschwerdemitauslöser, also die von Mikroben verursachten Gase reduziert, aber die eigentliche Erkrankung, den sensiblen Darm, nicht heilt. Seien Sie also nicht enttäuscht, wenn Ihre Beschwerden nicht vollständig weg sind, sondern genießen Sie lieber den Zuwachs an Beschwerdefreiheit, den Sie durch Ihre eigene Initiative erzielt haben. Die Restschwierigkeiten werden Sie mit den weiteren Maßnahmen des Reizdarmprogramms in Angriff nehmen.

PHASE 2 – Reexposition/Testphase

Am Ende der Phase 1 gibt es zwei Möglichkeiten: Option 1 ist, Sie kommen mit Phase 1 sehr gut klar, verspüren eine gute Beschwerdebesserung und fühlen sich in der Ernährung kaum eingeschränkt. Dann ist es ratsam, einfach dauerhaft so weiterzumachen. Möglichkeit 2 ist, dass Sie am Ende von Phase 1 zwar eine gute bis ausreichende Beschwerdebesserung spüren, sich in Ihrer Ernährung aber eingeschränkt fühlen, weil die FODMAP-reduzierte Diät einiges eliminiert, das Sie schätzen und von dem Sie gern genauer wissen möchten, ob Sie es nicht doch vertragen, und wenn ja, in welcher Menge. Wenn dies bei Ihnen der Fall ist, dann gehen Sie nun in FODMAP-Diät Phase 2, die sogenannte Reexposition oder Testphase über. In dieser Phase werden Sie für einzelne Lebensmittel oder Nahrungsmittelgruppen Ihre persönliche Toleranzschwelle ermitteln. Das bedeutet, Sie werden diese Lebensmittel schrittweise wieder in Ihre Ernährung aufnehmen und herausfinden, ob Sie das Lebensmittel prinzipiell vertragen. Wenn das der Fall ist, können Sie die Zufuhr langsam steigern, um zu erkennen, wie viel Sie davon vertragen. Folgendes ist in Phase 2 zu beachten: Die Basisernährung ist wie in Phase 1 die strenge FODMAP-arme Ernährung. Diese setzen Sie fort. Wählen Sie in Phase 2 zusätzlich ein Lebensmittel oder eine Nahrungsmittelgruppe (Laktose, Fruktose, Polyole, Getreide, Hülsenfrüchte), die Sie testen wollen.

Wichtig ist, dass Sie langsam vorgehen. Testen Sie niemals mehr als ein Lebensmittel oder eine Nahrungsmittelgruppe gleichzeitig. Jeder einzelne Test dauert eine Woche. Nehmen Sie in dieser Woche zweimal pro Tag eine Portion des zu testenden Nahrungsmittels zu sich. Vermeiden Sie es, übergroße Mengen dieses Lebensmittels zu essen. Versuchen Sie im Laufe der Woche, die Portionsgröße langsam zu steigern. Wenn Sie schrittweise vorgehen, werden Sie innerhalb einer Woche lernen, wie Sie einzelne Nahrungsmittel vertragen.

Ein sehr einfaches Beispiel ist der Test mit Milchzucker. Beginnen Sie mit einer viertel Tasse Milch, steigern Sie sich über eine halbe Tasse und eine dreiviertel Tasse auf eine ganze Tasse. So werden Sie schrittweise erlernen, wie viel Milchzucker Sie tolerieren. Machen Sie sich Notizen, damit Ihr persönliches Ernährungswissen nicht verloren geht.

Ähnlich einfach ist die Testung von Fruktose oder den Polyolen, da hier Honig als fruktosereiches Lebensmittel oder Pflaumen als polyolreiches Lebensmittel zu Testzwecken verwendet werden können. Die Testung anderer FODMAP-Gruppen wie der Fruktane, FOS oder GOS hingegen ist nicht so einfach, da diese Kohlenhydrate nicht einzeln, sondern in Kombination in Lebensmitteln vorkommen. Daher macht der Test ihrer Verträglichkeit keinen Sinn. Vielmehr macht es Sinn, abgrenzbare Lebensmittelgruppen wie Getreideprodukte oder Hülsenfrüchte zu testen. In der Tabelle unten finden Sie Vorschläge für verschiedene Testwochen.

PHASE 2 – TESTWOCHEN

Woche	Testlebensmittel	Portionsbeispiele
Woche 1	Laktose	Milch, beginnen mit ¼ Tasse
Woche 2	Fruktose	Honig, beginnen mit ½ Teelöffel
Woche 3	Polyole	Pflaume, beginnen mit 1 Pflaume
Woche 4	Getreideprodukte	Beginnen mit 1 Scheibe Brot
Woche 5	Hülsenfrüchte	Beginnen mit ½ Tasse
Woche 6	Gemüserohkost	Beginnen mit ½ Portion
Woche 7	Lebensmittel: ________	Beginnen mit ½ Portion
Woche 8	Lebensmittel: ________	Beginnen mit ½ Portion

Phase 2 setzen Sie so lange fort, bis Sie ein Gespür für Ihre wichtigsten Lebensmittel haben. Nach spätestens zehn Wochen sollten Sie damit fertig sein, Sie sind dann in Phase 3 angekommen. Wenn Sie merken, dass Sie in Phase 2 nicht zurechtkommen, ist es ratsam, rechtzeitig eine Ernährungsberatung hinzuzuziehen, bevor Sie Zeit verschwenden.

PHASE 3 – Aufrechterhaltung

Phase 3 ist dann Ihre dauerhafte, individuelle und FODMAP-reduzierte Ernährung, die entweder direkt aus Phase 1 mit kleinen persönlichen Anpassungen oder aus Phase 2 mit Testung einzelner wesentlicher Nahrungsmittel hervorgeht. In Phase 3 werden Sie mit Sicherheit sehr gut klarkommen, dennoch sind Rückschläge denkbar. Wenn ein Rückschlag länger als zwei Wochen anhält, dann sollten Sie wieder für sechs Wochen auf Phase 1 zurückgehen. Phase 2 müssen Sie nicht nochmals durchlaufen, Ihre Testergebnisse bleiben gültig, Sie haben ja Ihre Notizen. Sehr hilfreich ist es daher, in allen Phasen der FODMAP-Diät ein Notizbuch zu führen, in dem Sie Ihren Ernährungswissensschatz aufzeichnen, damit Sie immer wieder darauf zurückgreifen können, gerade wenn doch einmal einzelne schlechtere Tage mit mehr Beschwerden auftreten.

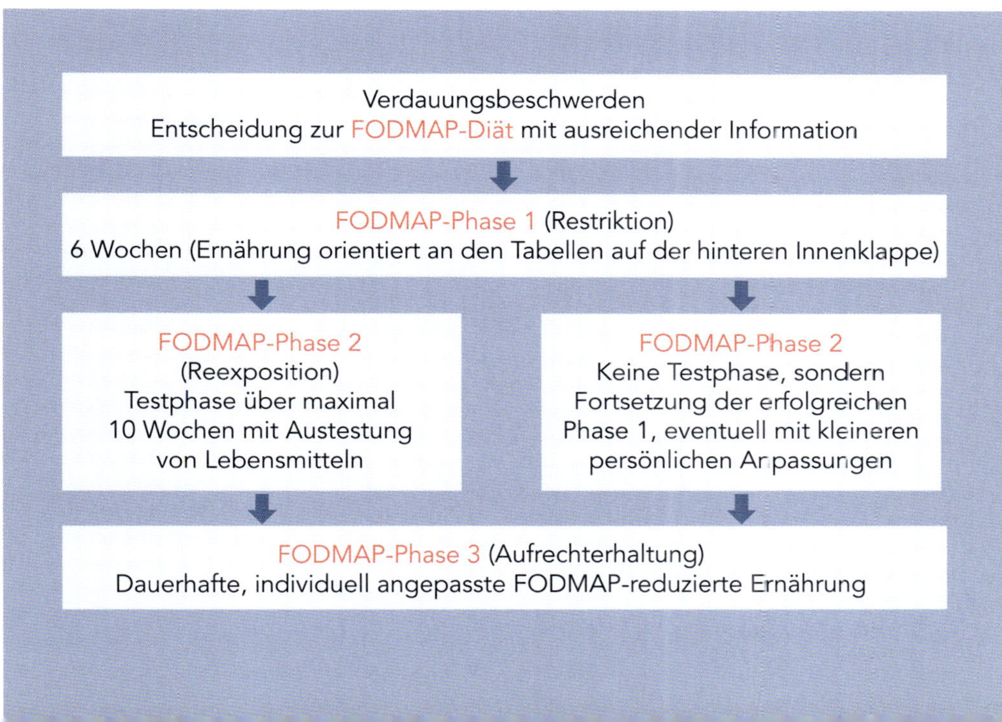

MIT CLEAN EATING AUF DER SICHEREN SEITE

Eine FODMAP-reduzierte Diät geht am einfachsten, wenn Sie Lebensmittel entsprechend den Listen auswählen und so einfach und frisch wie möglich zubereiten. Verarbeitete Lebensmittel und Produkte mit künstlichen Zusätzen meiden Sie am besten, denn die Zuordnung nach den Tabellen ist aufgrund der vielen und oft unklaren Zusätze schwierig. Wenn Sie nur frische, unbehandelte Lebensmittel verwenden, entspricht Ihr Speiseplan dem der sogenannten Clean-Eating-Ernährung. Im Folgenden geben wir Ihnen noch einige Hinweise zur Zubereitung und Verträglichkeit einiger Nahrungsmittel, die in jeder Küche vorkommen.

Gewürze

Für eine FODMAP-arme Ernährung sind abgesehen von Wasabi und Meerrettich alle Gewürze gut geeignet und können frei verwendet werden. Achten Sie aber auf individuelle Unverträglichkeiten; diese sind gerade beim Reizdarm sehr häufig und haben oft mit dem Gehalt von Capsaicin und Histamin zu tun. So gibt es beispielsweise eine Gruppe von Patienten, die Chili (Capsaicin) sehr gut verträgt und sogar eine Beschwerdebesserung verspürt, und eine andere Gruppe, die Chili schlecht verträgt. Notieren Sie Ihre persönlichen Erfahrungen in Ihrem Ernährungstagebuch (**siehe Seite 37**), damit Sie Ihre Beschwerden möglichst klar zuordnen können.

Zwiebeln und Knoblauch

Zwiebeln und Knoblauch sind mit Blick auf die Darmverträglichkeit generell ein Problem. Schon Gesunde haben damit Schwierigkeiten. Beim Reizdarm ist die Verträglichkeit nochmals deutlich niedriger. Von einem Austesten in Phase 2 wird abgeraten, da hier nur selten ein Erfolg zu erzielen ist. Zwiebeln und Knoblauch sollten Sie deshalb ganz von Ihrem Speiseplan streichen. Beachten Sie unbedingt auch, dass diese vielen Fertiglebensmitteln und Würzmischungen zugesetzt sind. Ein paar Strategien können Ihnen den Verzicht aber erleichtern: Mit dem Gewürz Asant, das auch unter den Namen Teufelsdreck, Asafoetida oder Stinkasant (**siehe Seite 64**) bekannt ist, können Sie den Geschmack von Knoblauch, teilweise auch von Zwiebeln, ersetzen, ebenso mit dem grünen Teil von Lauch und Frühlingszwiebeln (**siehe Seite 65**). Lecker sind auch aromatisierte Öle. Der Geschmack von Knoblauch oder Zwiebeln geht in die Öle über, die FODMAPs, die keine Geschmacksträger sind, gehen nicht über und werden daher auch nicht verzehrt.

Rohkost

Rohkost ist unabhängig vom FODMAP-Gehalt ein Blähbeschleuniger, sodass Rohkost in Phase 1 unabhängig vom FODMAP-Gehalt gemieden werden sollte. Obst- und Gemüserohkost sind getrennt zu bewerten und in Phase 2 kann die individuelle Rohkostverträglichkeit ausgetestet werden.

AROMATISIERTE ÖLE

Knoblauchöl: 2 große Knoblauchzehen schälen und in dünne Scheiben schneiden. In ein Einwegglas geben, 500 ml Öl darübergießen und für 1 Woche in den Kühlschrank stellen. Dann das aromatisierte Öl durch ein Sieb gießen, auffangen und weiterhin im Kühlschrank aufbewahren. Als Öl kommt hochwertiges Olivenöl, Rapsöl oder Sesamöl, alternativ auch einfaches Sonnenblumenöl infrage. Falls Sie das Öl zum Braten verwenden wollen, sollten Sie ein erhitzbares raffiniertes Rapsöl oder Sonnenblumenöl wählen.
Zwiebelöl: 1 große Zwiebel schälen und in Stücke schneiden. In einer Pfanne mit ca. 400 ml erhitzbarem Rapsöl übergießen und gut 10 Minuten unter regelmäßigem Rühren rösten. Durch ein Sieb abgießen. Das erkaltete Zwiebelöl im Kühlschrank aufbewahren. Beide Öle sind gekühlt zwei bis drei Wochen haltbar.

Brot

Ein zentrales Thema der FODMAP-Diät ist die Frage, welches Brot gegessen werden kann. Diese Frage ist ausgesprochen schwierig zu beantworten, da bei Brot, genauer gesagt bei der Brotherstellung, mehrere Faktoren zusammenkommen.

DAS MEHL

Zunächst gilt es, das Ausgangsmaterial zu bewerten. Hier gibt es Mehle wie Weizen-, Roggen- oder Gerstenmehl, aus denen die meisten unserer Brote hergestellt werden und deren FODMAP-Gehalt sehr hoch ist. Andere Mehle wie Hafer-, Reis-, Mais- oder Ersatzmehle aus Buchweizen und Amarant haben einen viel niedrigeren FODMAP-Gehalt, werden in der Brotherstellung aber nur selten verwendet. Das liegt daran, dass Mehle vom Weizentyp den Getreidekleber Gluten enthalten, der sich positiv auf Textur, Stabilität und Wassergehalt des Brots auswirkt. Ein Haferbrot schmeckt eigentlich auch ganz gut, ist aber deutlich fester, trocknet schneller aus und ist von Anfang an nie so weich, wie wir es von einem Weizenbrot gewöhnt sind.

DIE ZUBEREITUNG

Als Nächstes ist die Art der Zubereitung zu bewerten. Bei der Teigzubereitung ändert sich der FODMAP-Gehalt mit jedem Schritt und es macht einen Unterschied, ob der Teig durch Sauerteiggärung, Hefegärung oder mithilfe von Backtriebmitteln und Enzymen aufgetrieben wird. Leider werden weder Zubereitungsart und Dauer noch der Zusatz von Fermentierungsunterstützern auf den Produkten angegeben, sodass all dies beim Kauf nicht ersichtlich ist. In einer handwerklichen Bäckerei können Sie diese Informationen aber erfragen. Sauerteiggärung und Hefegärung sind Kennzeichen von klassischen

Handwerksbäckereien. Schnelle Gärverfahren wie Hefegärung, unterstützt durch Backtriebmittel und Enzyme, oder eine Herstellung nur unter Verwendung von Backtriebmitteln sind hingegen Kennzeichen von Backwaren, die in Backfabriken oder Backshops hergestellt werden. Eine Teigführung mithilfe von Backtriebmitteln und Enzymen verändert den FODMAP-Gehalt der Zutaten nicht. Teigführung durch Hefe- oder Sauerteiggärung reduziert den FODMAP-Gehalt im Laufe der Zeit aber sehr stark. Für diese FODMAP-Reduktion werden lebende Fermentierungsbakterien/-pilze und Zeit benötigt. Da Sauerteige von vornherein mit einer deutlich längeren Ruhezeit hergestellt werden, ist ihr FODMAP-Gehalt merklich niedriger, teilweise können Sauerteigbrote auch als FODMAP-verträgliches Brot bezeichnet werden.

Bei Hefeteig ist die Beurteilung etwas komplexer, da ein Hefeteig ganz schnell in nur 15 bis 30 Minuten, aber auch langsam mit drei, vier oder mehr Stunden Gehzeit hergestellt werden kann. Je nachdem, wie lange der Teig gegangen ist, verhält sich auch der FODMAP-Gehalt. Am höchsten ist dieser nach 15 bis 30 Minuten, etwas niedriger nach einer Stunde, aber immer noch deutlich zu hoch. Auch zwei Stunden Gehzeit reichen nicht aus. Erst nach drei bis vier Stunden ist der FODMAP-Gehalt eines Brots aus Weizenmehl so deutlich reduziert, dass auch hier von einem FODMAP-verträglichen Brot gesprochen werden kann.

DIE LAGERUNG

Auch die Lagerdauer bestimmt die Verträglichkeit von Backwaren. Ein Brot, das frisch aus dem Ofen kommt, ist unverträglicher als ein Brot, das nach dem Fertigbacken noch einmal 24 Stunden ruhen durfte. Hier spielt der Prozess der Bildung von retrogradierten Kohlenhydraten eine Rolle.

GLUTENFREIE BROTE

Eine Alternative sind manche glutenfreien Brote. Die FODMAP-Bewertung hat zwar nichts mit dem Glutengehalt zu tun, denn Gluten ist kein FODMAP. Indirekt sind glutenhaltige Produkte aber oft auch FODMAP-reich, da der glutenhaltige Rohstoff Mehl FODMAP-reich ist. Deshalb ist glutenfreies

UMGANG MIT BROT

Am einfachsten ist es, Brote aus FODMAP-armen Getreiden herzustellen oder zu kaufen und darauf zu achten, dass es sich um eine Sauerteiggärung handelt. Bei Backwaren aus Hefeteig unbedingt den Bäcker fragen, wie lang sein Teig geht, und dann die Backwaren mit der längsten Gehzeit wählen. Produkte aus industrieller Fertigung scheiden aus. Gut ist es in jedem Fall, das Brot zu Hause nochmals einen Tag zu lagern und erst dann zu verzehren, das erhöht die Verträglichkeit.

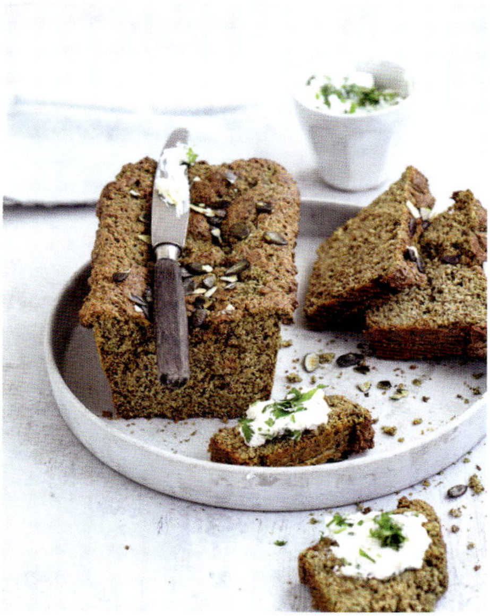

Brot ist nicht gleich Brot. Mehlsorte, Zubereitungsart und Lagerung bestimmen die Bekömmlichkeit.

Brot mit etwas Glück ein FODMAP-armes Brot. Dies ist zum Beispiel dann der Fall, wenn im glutenfreien Produkt als Basismehl Stärke, Reismehl, Maismehl oder Buchweizenmehl zum Einsatz kommen. Glutenfreie Produkte, die als Basis Sojamehl, Hülsenfrüchte oder Lupinenmehl haben, gelten hingegen nicht als FODMAP-verträgliche Brote. In Phase 1 der FODMAP-reduzierten Diät **(siehe Seite 49)** sollten Sie übrigens nicht mit Broten experimentieren, dies ist der Phase 2 vorbehalten. Fangen Sie den Test dann am besten mit Sauerteigbroten an. Es wird übrigens nicht empfohlen, dauerhaft auf Backwaren zu verzichten, weil Ballaststoffe aus Backwaren, insbesondere aus Vollkornbackwaren, für unsere Ballaststoffaufnahme von 30 Gramm pro Tag wichtig sind.

BROT SELBER BACKEN

Eine Option ist es, Brote selber zuzubereiten. Hierfür gibt es inzwischen FODMAP-reduzierte Mehle oder Sie können Ihr FODMAP-armes Mehl selber mischen. Glutenfreie Mehle, bei denen nur wenig Hülsenfruchtmehle und hauptsächlich Reis, Kartoffel, Mais, Hafer, Buchweizen, Flohsamen als Zutaten verwendet werden, gelten, wie wir gesehen haben, auch als FODMAP-arm.

EIGENE MEHLMISCHUNG

Für Brote und Backwaren eignet sich eine Mischung aus 400 g Reisvollkornmehl + 300 g Hafervollkornmehl + 50 g Buchweizenmehl + 150 g Maisstärke. Zum Binden 2–3 TL Xanthan und 1 TL Gluten hinzufügen. Wenn Sie auf Gluten verzichten wollen, können Sie dieses durch Xanthan ersetzen.

Für Kuchen und Rezepte, bei denen Eier zu den Zutaten gehören, bietet sich eine Mehlmischung aus 500 g Reismehl + 350 g Maisstärke + 100 g Hafermehl + 50 g Sojamehl an. Zum Binden 3 TL Johannisbrotkernmehl sowie 1 TL Gluten hinzufügen.

Nudeln

Für viele gehören Nudeln einfach dazu. Nudeln der westlichen Küche sind größtenteils aus Getreidemehlen und für die FODMAP-Ernährung ungeeignet. Glutenfreie Nudeln auf Mais- oder Reisbasis sind aber eine äußerst schmackhafte Alternative.
Viele Optionen bietet die asiatische Esskultur, in der Nudeln einen hohen Stellenwert haben. Sie kennt eine Vielzahl von Nudeln, die sich nicht nur in ihrer Farbe und Form unterscheiden, sondern auch hinsichtlich der Zutaten. Asiatische Nudeln passen in viele FODMAP-arme Gerichte. Interessant ist auch, dass sich Shiritakinudeln und Glasnudeln aufgrund ihrer geringen Kalorienmenge auch zur Gewichtsreduktion eignen.

Tee

FODMAPs sind wasserlöslich und gehen daher in Wasser über. Dies ist bei Hülsenfrüchten hilfreich, denn der FODMAP-Gehalt kann durch Lagerung in Flüssigkeiten reduziert werden (**siehe Seite 43**).
Bei anderen Produkten wie zum Beispiel Tee ist das aber ungünstig. Wasser enthält keine FODMAPs. Wenn nun ein Teebeutel in heißes Wasser gehängt wird, gehen zeitabhängig die Geschmacksstoffe und die FODMAPs in das heiße Wasser über. Das bedeutet, dass unter FODMAP-Gesichtspunkten Tee idealerweise möglichst kurz ziehen sollte.
Bei grünem und schwarzem Tee ist außerdem zu beachten, dass diese Koffein enthalten. Koffein kann beim Reizdarm unabhängig vom FODMAP-Gehalt Beschwerden verursachen. Der Genuss von grünem und schwarzem Tee sollte daher auf ein bis zwei Tassen am Tag limitiert werden.

Kaffee

Kaffee aus Kaffeebohnen ist aus FODMAP-Gesichtspunkten unbedenklich. Probleme bereiten nur die zugefügte Milch oder der Zucker. Ersatzkaffees aus Getreide, Malz, Zichorie oder Löwenzahnwurzel hingegen sind FODMAP-reich und für Reizdarmpatienten ungeeignet. Da Koffein aber unabhängig von der FODMAP-Bewertung Beschwerden auslösen kann, ist entkoffeinierter Kaffee einen Versuch wert, wenn Ihnen Bohnenkaffee nicht gut bekommt.

FODMAP-TABELLE FÜR ASIATISCHE NUDELN

FODMAP-reich
Mie (Weizen), Ramen (Weizen), Udon (Weizen), Soba (Weizen), Somen (Weizen)

FODMAP-arm
Reisnudel (Vermicelli, Bihun/Bee Hoon), Shiritakinudel (Konjakwurzel), Glasnudel (Mungbohne), Dangmyon (Süßkartoffelstärke)

WAS IST ERLAUBT? DER FODMAP-KREISEL

Die Auswahl der richtigen Lebensmittel ist für Ihre FODMAP-reduzierte Diät von entscheidender Bedeutung. Wenn Sie sich eine Zeit lang mit dem Thema beschäftigen, werden Sie bald ganz automatisch zu den erlaubten Nahrungsmitteln greifen. Wie die Tabellen der hinteren Innenklappe hilft Ihnen bis dahin auch die Übersicht hier, FODMAP-arme Lebensmittel (äußerer Ring) von FODMAP-reichen (innerer Ring) zu unterscheiden.

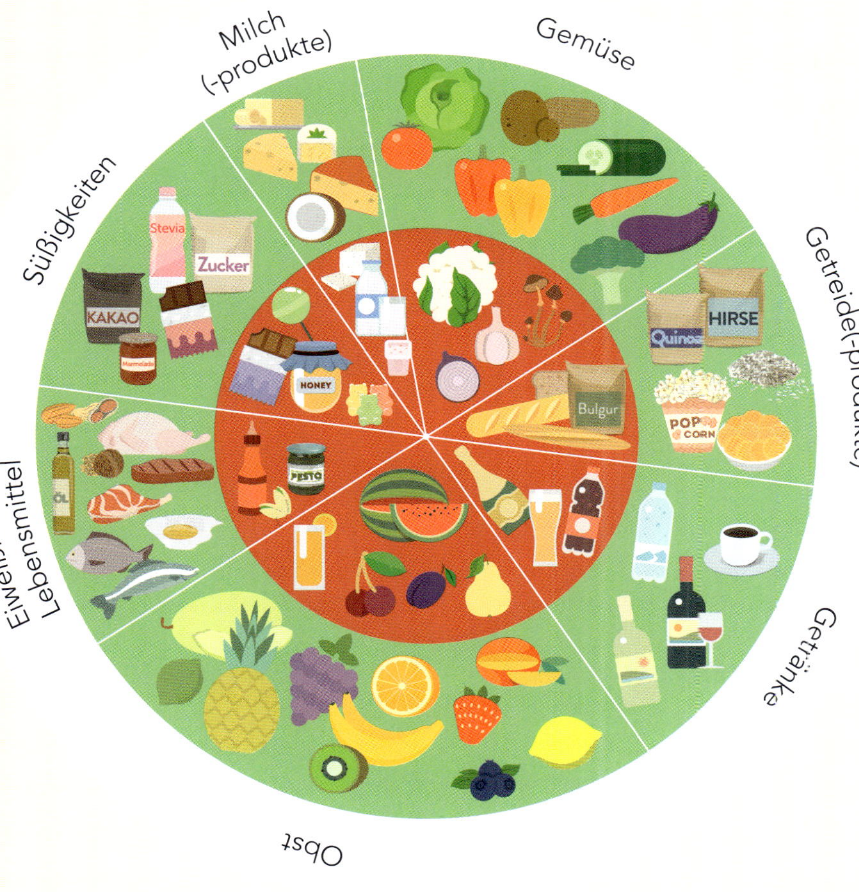

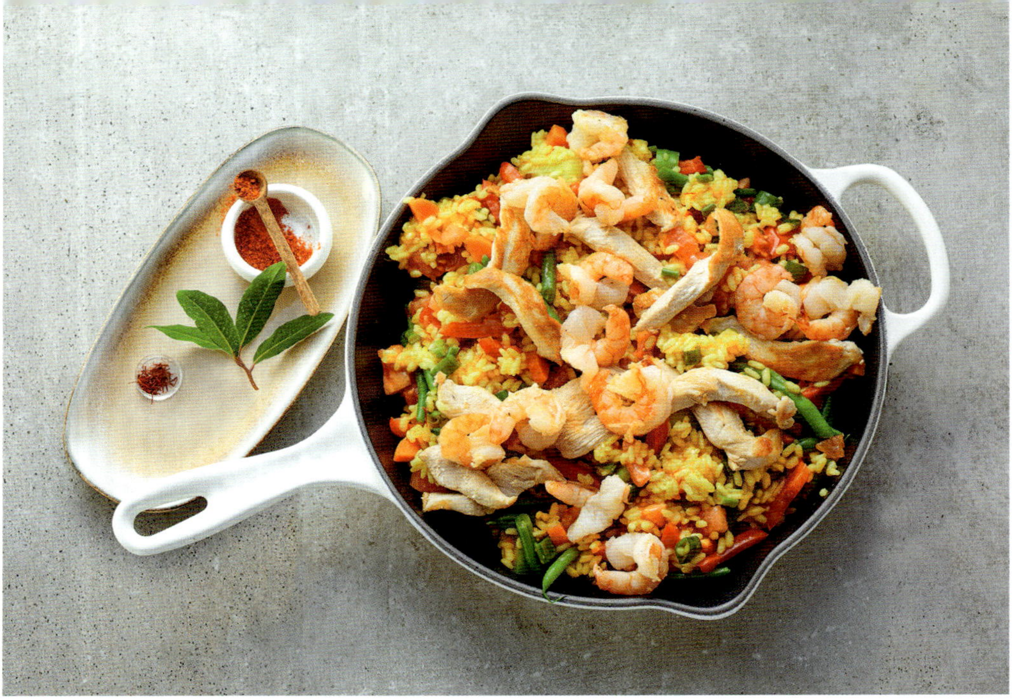

HAUPTSPEISEN & BEILAGEN – FODMAP-ARM UND RAFFINIERT

Lassen Sie sich für Ihre Ernährungsumstellung inspirieren von unseren abwechslungsreichen, aber FODMAP-armen Rezepten. Sie werden sehen, der Unterschied zu Ihrer bisherigen Ernährung ist gar nicht so groß. Natürlich können Sie die Rezepte nach Geschmack mit anderen FODMAP-armen Lebensmitteln (**siehe hintere Innenklappe**) variieren. Hilfreich für Ihren neuen Speiseplan ist, wenn Sie sich die Paste für Gemüsebrühe von **Seite 62**, das Öl von **Seite 68**, die Currypaste von **Seite 63** und FODMAP-armes Mehl (**siehe Seite 89**) auf Vorrat zubereiten. Sollten Sie sich vielleicht über die eine oder andere Rezeptzutat wie Bambussprossen, Zucker, Tomatenmark, Pinienkerne, Kichererbsen oder Kokosmilch wundern, können wir Sie beruhigen: Die hier angegebenen Mengen sind unbedenklich.

MEDITERRANE GEMÜSEFRITTATA

SCHMECKT AUCH KALT

¼ Stange Lauch • je ½ rote und gelbe Paprika • 80 g Kirschtomaten • je 1 Stängel Oregano und Thymian • 3 EL Rapsöl • Salz • schwarzer Pfeffer (frisch gemahlen) • 2 TL schwarze Olivenringe • 4 Eier • ½ TL rosa Pfefferbeeren • 50 g Schafskäse (Feta)

Für 4 Personen • 25 Min. Zubereitung • 20 Min. Backen
Pro Portion ca. 190 kcal, 9 g E, 15 g F, 2 g KH, 1,5 g BS

1. Lauch, Paprika und Kirschtomaten waschen und putzen. Den grünen Teil des Lauchs in Ringe schneiden. Paprika in kleine Stücke schneiden. Kirschtomaten halbieren. Die Kräuter waschen und trocken schütteln, die Blättchen abzupfen und nach Bedarf klein schneiden.
2. 2 EL Rapsöl in einer ofenfesten Pfanne erhitzen. Die Lauchringe sowie etwas Salz und Pfeffer zugeben und den Lauch ca. 5 Min. anbraten. Nun die Tomaten, die Paprika sowie die Olivenringe unterheben und zugedeckt bei reduzierter Hitze weitere 3 Min. braten. Dann alles in eine separate Schüssel geben.
3. Den Ofen auf 175° vorheizen. Die Eier einzeln trennen. In einer mittelgroßen Schüssel die Eiweiße mit den Kräutern, den Pfefferbeeren, Salz und Pfeffer verquirlen. Anschließend 3 Eigelbe hinzufügen und so lange verrühren, bis eine lockere Masse entsteht.
4. Die Pfanne mit dem restlichen Rapsöl einfetten und die Eimasse sowie die Tomaten-Lauch-Mischung hineingeben.
5. Den Schafskäse zerkrümeln und zum Schluss darübergeben. Alles bei mittlerer Hitze ca. 4 Min. stocken lassen.
6. Die Pfanne nun in den Backofen stellen und die Frittata auf der mittleren Schiene 15–20 Min. oder bis die Eimasse fest ist backen. Um dies zu prüfen, die Frittata in der Mitte einschneiden. Zum Servieren nach Belieben mit weiteren Tomatenscheiben, mehr Feta oder Oliven garnieren.

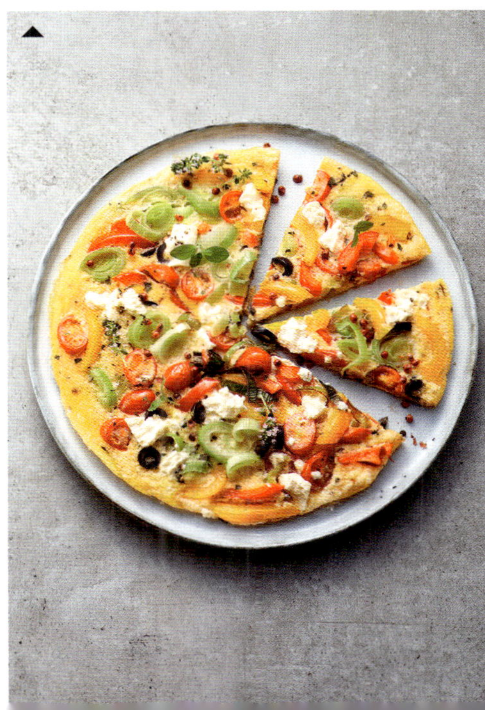

KARTOFFELSALAT

KLASSIKER AUS OMAS KÜCHE

500 g festkochende Kartoffeln • 2 Eier • 200 g grüne Stangenbohnen • etwas Natron (nach Belieben) • 100 g Speckwürfel
Für die Vinaigrette: 1 Frühlingszwiebel • 2 Stängel Dill • 3 EL Rapsöl • 1 EL Apfelessig • 1 EL mittelscharfer Senf • ½ TL Salz • Pfeffer

Für 4 Personen • 40 Min. Zubereitung
Pro Portion ca. 280 kcal, 10 g E, 17 g F, 19 g KH, 2,5 g BS

1. Die Kartoffeln weich kochen, dann schälen und in mundgerechte Stücke schneiden.
2. Die Eier hart kochen, dann schälen.
3. Währenddessen die Bohnen waschen, putzen und halbieren. Bohnen in einem mittelgroßen Topf mit etwas Wasser dämpfen, sie sollen bissfest bleiben. Damit die Bohnen ihre Farbe behalten, kann man etwas Natron in das Wasser geben.
4. Für die Vinaigrette die Frühlingszwiebel waschen, putzen und den grünen Teil in feine Ringe schneiden. Den Dill waschen, trocken schütteln und klein hacken. Öl, Essig, Senf, Salz, Pfeffer, Frühlingszwiebel und Dill verrühren.
5. Die Speckwürfel in einer Pfanne anbraten. Kartoffeln und Bohnen dazugeben und vermengen. Solange alles noch warm ist, in eine große Salatschüssel geben. Die Vinaigrette untermischen. Den Salat mit den Eiern dekorieren und warm servieren.

VARIANTE

Wahlweise können Sie den Dill durch etwas getrocknetes Bohnenkraut ersetzen. Für eine vegetarische Variante des Salats einfach den Speck weglassen.

ZANDERFILET PANIERT

KNUSPRIGER GENUSS

3 Scheiben FODMAP-armes Brot • ½ Bio-Zitrone • 2 Stängel glatte Petersilie • 3 EL Rapsöl • Salz • Pfeffer • 4 Zanderfilets

Für 4 Personen • 20 Min. Zubereitung
Pro Portion ca. 235 kcal, 21 g E, 8 g F, 16 g KH, 1,5 g BS

1. Den Ofen auf 190° vorheizen. Aus dem Brot mit einer Küchenmaschine Semmelbrösel herstellen. Zitrone waschen und die Schale abreiben. Zitrone dann halbieren und auspressen. Petersilie waschen, trocken schütteln und klein hacken.
2. 2 EL Rapsöl, Zitronensaft und -abrieb, Petersilie sowie je 1 Prise Salz und Pfeffer mit den Bröseln zu einer Paste verarbeiten.
3. Die Zanderfilets waschen, mit Küchenpapier abtrocknen und auf ein mit dem restlichen Öl eingefettetes Backblech legen.
4. Die obere Seite mit der Panade bestreichen und den Fisch 12–15 Min. im Ofen backen. Dazu passen Salzkartoffeln, Kartoffelpüree oder Kartoffelsalat sowie gedämpfte Bohnen oder mit Ingwer verfeinerte Möhren (**siehe Seite 66**).

MÖHRENSUPPE NACH MORO

Diese Suppe ist ein wahrer Durchfallkiller. Das nach seinem Erfinder, dem Kinderarzt Prof. Ernst Moro, benannte Gericht ist ein über 100 Jahre altes Hausmittel. Die Suppe hat einen direkten positiven Einfluss auf das Reizdarmsymptom Durchfall. Sollten Sie also unter Durchfall leiden, ist dieses Möhrensüppchen genau das Richtige für Sie.

REZEPT FÜR 4 PORTIONEN

500 g Möhren, 1 gestrichener TL Salz, 1 TL Butter (nach Belieben), 1 gehäufter TL Zucker

- Die Möhren schälen und in kleine Stücke schneiden. Dann in 1–1,5 l kochendem Wasser in ca. 1 Std. sehr weich kochen und anschließend durch ein Sieb streichen.
- Den Brei mit Wasser auf ein Gesamtvolumen von 1 l auffüllen und mit Salz abschmecken.
- Butter nach Belieben sowie den Zucker unterrühren und die Suppe vor dem Essen noch einmal kurz erwärmen.

VARIANTE

Wenn Ihnen das mehr zusagt, können Sie das Ganze auch als Brei essen. Lassen Sie dann einfach den Schritt mit dem Aufgießen aus und essen Sie den Brei, direkt nachdem Sie ihn durch das Sieb gestrichen und mit Salz, Butter und Zucker abgeschmeckt haben.

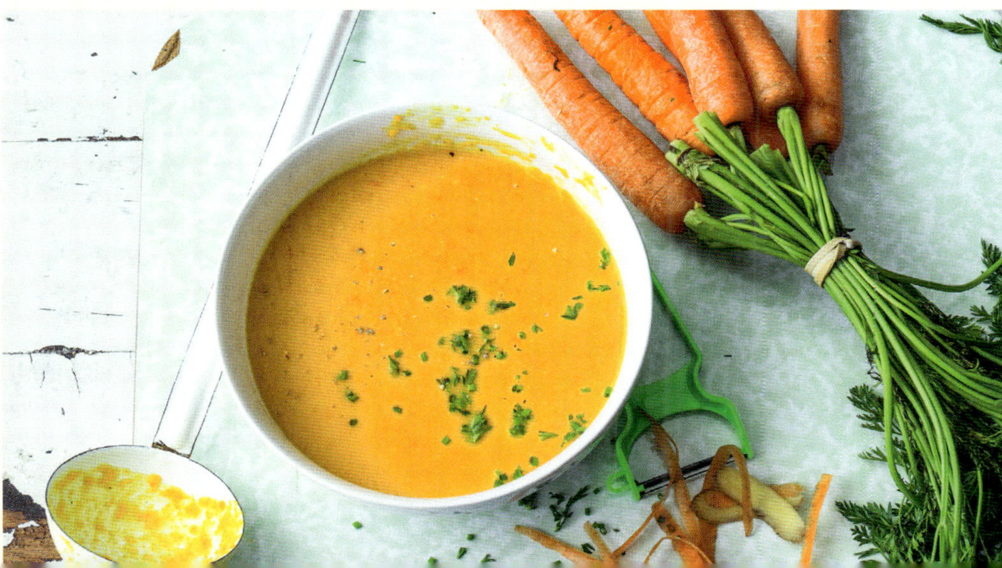

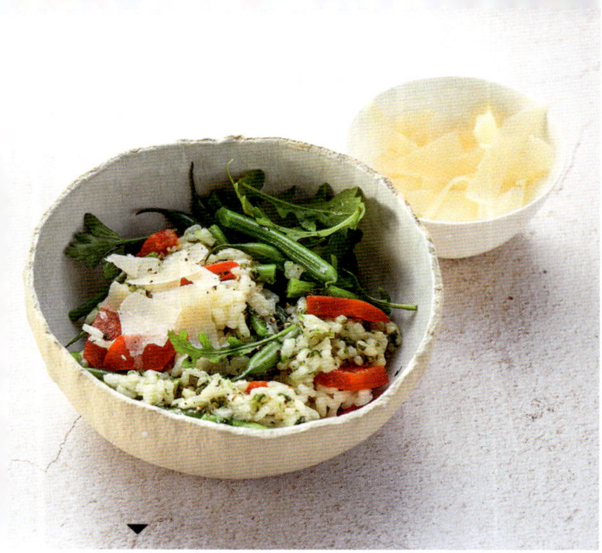

GEMÜSERISOTTO

FODMAP-ARM MIT ITALIENISCHEM FLAIR

250 g grüne Bohnen • 250 g Grünkohl • 1 kleines Bund Petersilie • 1 kleines Bund Rucola • 150 g geröstete Paprika (Glas) • 2 EL Knoblauchöl ***(siehe Seite 68)*** *• 150 g Mittel- oder Rundkornreis • 100 ml trockener Weißwein • 600 ml Gemüsebrühe* ***(siehe Rezept auf dieser Seite)*** *• 100 g Pecorino (ersatzweise anderer Hartkäse) • Salz • Pfeffer (frisch gemahlen)*

Für 4 Personen • 35 Min. Zubereitung
Pro Portion ca. 340 kcal, 14 g E, 13 g F, 35 g KH, 4 g BS

1. Bohnen und Grünkohl waschen, putzen und in mundgerechte Stücke schneiden. Beim Grünkohl die harten Anteile entfernen. Petersilie und Rucola waschen, trocken schütteln und klein schneiden. Geröstete Paprika klein schneiden.
2. Öl in einer Pfanne erhitzen und die Bohnen kurz anbraten. Den Reis dazugeben und unter ständigem Rühren warten, bis die Körner glasig werden. Mit dem Weißwein ablöschen und ständig rühren, bis der Reis den Wein aufgesogen hat.
3. Die Gemüsebrühe anrühren und angießen. Nach ca. 15 Min. den Grünkohl dazugeben.
4. Den Pecorino reiben. Nach ca. 20 Min., wenn die Flüssigkeit fast ganz aufgesogen ist, der Reis aber noch etwas bissfest ist, Paprika, Petersilie und den geriebenen Käse dazugeben.
5. Mit Salz und Pfeffer abschmecken. Nach Belieben mit einer Extraportion Pecorino und etwas schwarzem Pfeffer servieren. Zum Schluss den Rucola darüberstreuen.

GEMÜSEBRÜHE SELBST GEMACHT

150 g Knollensellerie, 300 g Möhren, 170 g Fenchel, die grünen Teile von 4 Frühlingszwiebeln und 1 kleinen Stange Lauch waschen, putzen und grob in kleine Stücke schneiden. Nach Belieben etwas Koriandergrün und Petersilie waschen, trocken schütteln und ebenfalls klein schneiden. Dann 4 getrocknete Tomaten mit Sellerie, Möhren, Fenchel, Frühlingszwiebeln und Lauch in einer Küchenmaschine klein hacken. Anschließend die Kräuter, 50 g Salz und 1 Prise Muskat dazugeben und gut vermengen. Die Gemüsemischung kann portionsweise eingefroren werden. 1 EL davon in Wasser aufgelöst reicht für ca. 500 ml Brühe.

GRÜNES CURRY

SCHARF UND LECKER

4 Hühnerbrüste • 1 mittelgroße Möhre • 1 kleine Aubergine (ersatzweise 2 Handvoll Thai-Auberginen) • 1 rote Paprika • 1 EL frische Bambussprossen • 6 Kaffir-Limettenblätter • 1 EL Knoblauchöl ***(siehe Seite 68)*** *• grüne Currypaste* ***(siehe Rezept auf dieser Seite)*** *• 400 ml Kokosmilch • ½ Limette • Salz • Pfeffer • helle Fischsauce (nach Belieben)*

Für 4 Personen • 45 Min. Zubereitung
Pro Portion ca. 415 kcal, 45 g E, 21 g F, 7 g KH, 2 g BS

1. Hühnerbrüste abspülen, abtrocknen und in mundgerechte Stücke schneiden. Möhre schälen, Aubergine und Paprika waschen und putzen und alles ebenfalls in Stücke schneiden. Bambussprossen und Limettenblätter waschen und trocken schütteln.
2. Das selbst gemachte Öl in einem Wok erhitzen und die Currypaste darin bei mittlerer Hitze ca. 1 Min. anbraten. Die Hühnerbrüste dazugeben und gut mit der Paste vermengen. Alles gut anbraten. Paprika, Möhre, Aubergine und Limettenblätter dazugeben und die Kokosmilch angießen.
3. Nun alles bei geringer Hitze köcheln lassen, bis das Fleisch durchgegart und das Gemüse weich ist. Das dauert ca. 20 Min. Die Limette auspressen. Das Curry mit Salz, Pfeffer, heller Fischsauce und Limettensaft abschmecken. Mit den Sprossen garnieren und mit Reis servieren.

GRÜNE THAI-CURRYPASTE SELBST GEMACHT

1½ TL Kreuzkümmel und 1 TL Koriandersamen getrennt in einer Pfanne anrösten, bis sie zu duften beginnen. ½ Bund Koriandergrün, den grünen Teil von 6 Frühlingszwiebeln, 3–4 Korianderwurzeln, 2 Stangen Zitronengras und 3 Kaffir-Limettenblätter waschen und klein hacken. 2 grüne Chilis waschen, mit Handschuhen entkernen und klein schneiden. ¼ Kaffir-Limette waschen, trocknen und die Schale abreiben. Kreuzkümmel und Koriandersamen mit Koriandergrün, Korianderwurzel, Chili, Frühlingszwiebeln, Zitronengras, Limettenabrieb und -blättern in einen Mixer geben und vermengen. Nach und nach 2 TL Galgant-Paste (Thai-Ingwer), 1 EL Fischsauce, Salz sowie 5 weiße Pfefferkörner untermixen. Die fertige Paste reicht für 4 Portionen Curry. Sie können sie auf Vorrat zubereiten und tiefkühlen oder bis zu zwei Wochen im Kühlschrank aufbewahren.

▲

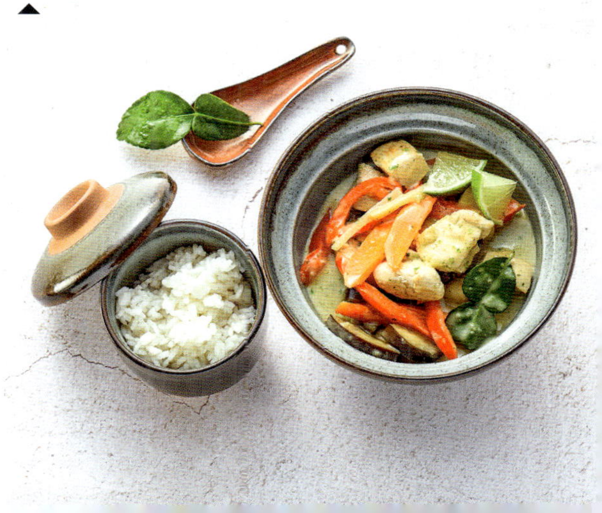

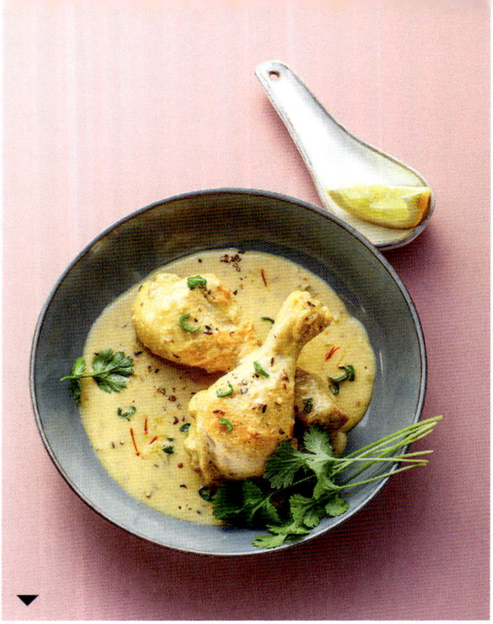

CHICKEN KORMA

FEINWÜRZIGER INDIENIMPORT

2 grüne Chilis (nach Belieben) • 20 g Pinienkerne • 1 Stück Ingwer (2 cm) • 4 EL laktosefreier Joghurt • 1 Prise Safran • 2 EL Rapsöl • 1 Prise Stinkasant • 5 Kardamomkapseln • 1 Stück Zimtstange (3 cm) • 2 TL Kreuzkümmelsamen • 1 kg Hühnerschenkel (ersatzweise Hühnerflügel) • 400 ml Kokosmilch • 1 Bund Koriandergrün • ½ Zitrone • Salz • Pfeffer

Für 4 Personen • 1 Std. 10 Min. Zubereitung
Pro Portion ca. 590 kcal, 41 g E, 43 g F, 5 g KH, 0,5 g BS

1. Chilis waschen, mit Handschuhen entkernen und klein hacken. Pinienkerne mahlen, Ingwer reiben und 1 EL davon mit dem Joghurt, den Chilis und Safran in einer kleinen Schüssel vermengen.
2. Das Öl in einer Pfanne mit Deckel erhitzen und die übrigen Gewürze darin ca. 1 Min. anbraten, anschließend die Hühnerschenkel zugeben und in 2–3 Min. goldgelb braten. Pinienkern-Joghurt-Mischung dazugeben und alles weitere 2–3 Min. braten.
3. Die Kokosmilch angießen und das Ganze zugedeckt 45–60 Min. bei geringer Hitze köcheln lassen, bis das Fleisch gar ist. Ab und zu umrühren. Die Soße sollte eindicken, bei Bedarf etwas Waser nachgießen oder weiter reduzieren lassen.
4. Koriander waschen, trocken schütteln und klein hacken. Die Zitrone auspressen. Das Chicken Korma mit Salz und Pfeffer und etwas Zitronensaft abschmecken, mit Koriander garnieren. Kardamom und Zimtstange vor dem Servieren entfernen.

STINKASANT

Der Stinkasant, oder auch Teufelsdreck, kommt ursprünglich aus dem Iran, Afghanistan oder Pakistan. Die Pflanze liefert ein Gummiharz, das stark nach Knoblauch schmeckt. Asant kommt als gastrointestinales Spasmolytikum (diese Wirkung ist beim Reizdarm gewünscht), Sedativum und als Aphrodisiakum zum Einsatz. Sie können Asant auch als Knoblauchersatz verwenden. Er ist unter anderem Bestandteil von Worcestersauce.

MULLIGATAWNY-SUPPE

THE SAME PROCEDURE AS EVERY YEAR

½ TL Kardamomsamen • 1 TL Koriandersamen • 1 TL Kreuzkümmelsamen • 1 TL Fenchelsamen • 1 kleine Stange Lauch • 1 Frühlingszwiebel • 2 kleine Zucchini • 225 g Tomaten • 1 große Kartoffel • 1 mittelgroße Möhre • 1 Stück Ingwer (2 cm) • 3 EL Knoblauchöl ***(siehe Seite 68)*** *• 500 g Hühnerbrust • 100 g Ananas • Salz • Pfeffer • 100 ml trockener Weißwein • 200 ml Kokosmilch • Zucker (nach Belieben) • 100 g Basmatireis*

Für 4 Personen • 30 Min. Zubereitung • 40 Min. Kochen
Pro Portion ca. 465 kcal, 35 g E, 18 g F, 35 g KH, 3,5 g BS

1. In einer großen Pfanne die Kardamom-, Koriander-, Kreuzkümmel- und Fenchelsamen erhitzen, bis sie zu duften beginnen, abkühlen lassen und anschließend mit einem Mörser zerkleinern.

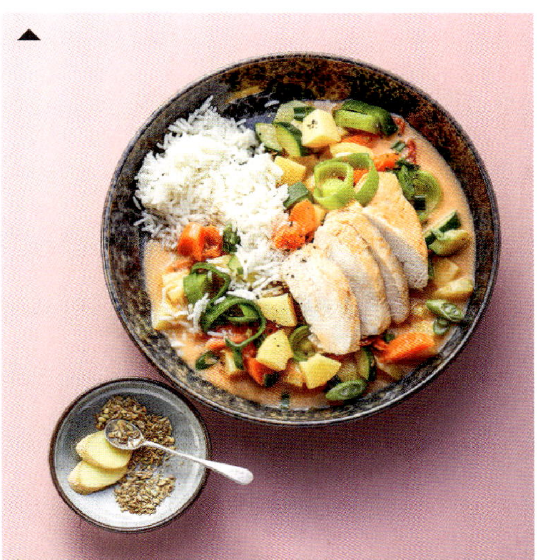

2. Lauch und Frühlingszwiebel waschen, putzen und die grünen Teile in Ringe schneiden. Zucchini und Tomaten waschen, putzen und in Stücke schneiden. Kartoffel und Möhre schälen und ebenfalls klein schneiden. Ingwer waschen und klein hacken.
3. 2 EL Öl erhitzen, Hühnerbrust darin anbraten, klein schneiden und beiseitestellen.
4. Ananas schälen, gegebenenfalls vom Strunk befreien und in Stücke schneiden.
5. In einem großen Topf Zucchini, Kartoffel, Tomaten, Möhre, Lauch, Frühlingszwiebel, Ananas, die gemörserten Gewürze und 1 TL Ingwer ein paar Minuten im restlichen Öl anbraten, mit Salz und Pfeffer würzen und mit Weißwein ablöschen. Anschließend 850 ml Wasser sowie die Kokosmilch angießen und die Hühnerbrust dazugeben. Alles ca. 40 Min. bei geringer Hitze kochen, bis die Gemüse gar sind. Nach Belieben mit etwas Zucker abschmecken
6. Den Basmatireis nach Packungsangabe kochen und mit der Suppe anrichten.

LAUCH & FRÜHLINGSZWIEBELN

Die weißen Teile von Lauch und Frühlingszwiebeln sind sehr FODMAP-reich. Wenn Sie nicht auf den Zwiebelgeschmack verzichten wollen, können Sie aber die bekömmlichen grünen, FODMAP-armen Teile verwenden.

BAYERISCHE KARTOFFELKNÖDEL

GLÜCKLICHMACHER FÜR SAUCENFANS

1 kg Kartoffeln • 1 Ei • 50 g weiche Butter • 150 g FODMAP-armes Mehl ***(siehe Seite 89)*** *• Salz • Pfeffer*
Außerdem: FODMAP-armes Brot • etwas Butter zum Anrösten

Für 4 Personen • 35 Min. Zubereitung • 30 Min. Kochen
Pro Portion ca. 395 kcal, 5 g E, 12 g F, 62 g KH, 3 g BS

1. Die Kartoffeln schälen, weich kochen und abkühlen lassen. Dann mit einer Küchenmaschine reiben, alternativ durch eine Kartoffelpresse drücken.
2. Das Ei trennen. Die Kartoffelmasse mit Eigelb und Butter mischen, das Mehl unterheben, mit 1 Prise Salz und Pfeffer abschmecken und alles zu einem glatten Teig verarbeiten. Diesen portionieren und mit nassen Händen kleine Knödel formen.
3. Wer möchte, kann in die Knödel Brotwürfel einarbeiten. Dazu das Brot klein würfeln und mit etwas Butter anrösten. Abkühlen lassen und mittig in die Knödel drücken.
4. In einem großen Topf Salzwasser zum Kochen bringen. Knödel mit einem Schaumlöffel in das Wasser geben und ca. 20 Min. ziehen lassen. Wenn sie oben schwimmen, sind sie fertig. Mit dem Schaumlöffel aus dem Wasser nehmen und servieren.

MÖHRENGEMÜSE MIT INGWER

SÜSS UND SCHARF ZUGLEICH

500 g Möhren • 1 Stück Ingwer (2 cm) • etwas Kresse • 3 EL Knoblauchöl ***(siehe Seite 68)*** *• 1 EL Ahornsirup (nach Belieben) • Salz • Pfeffer*

Für 4 Personen • 15 Min. Zubereitung
Pro Portion ca. 110 kcal, 1 g E, 8 g F, 7 g KH, 3 g BS

1. Die Möhren schälen, in Scheiben schneiden und in einem Topf mit etwas Wasser kurz dämpfen. Anschließend abgießen.
2. Den Ingwer waschen und klein hacken. Die Kresse waschen.
3. Das Knoblauchöl erhitzen, 1 TL Ingwer kurz darin anbraten. Die Möhren zugeben und kurz mitbraten. Nun nach Belieben den Ahornsirup zugeben. Mit Salz und Pfeffer abschmecken und mit Kresse garnieren.

▲

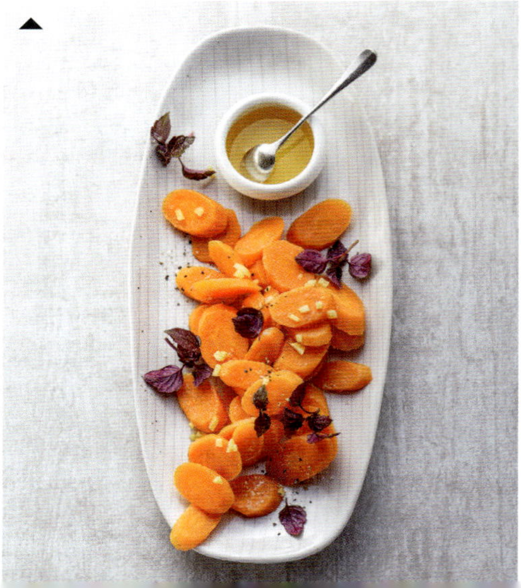

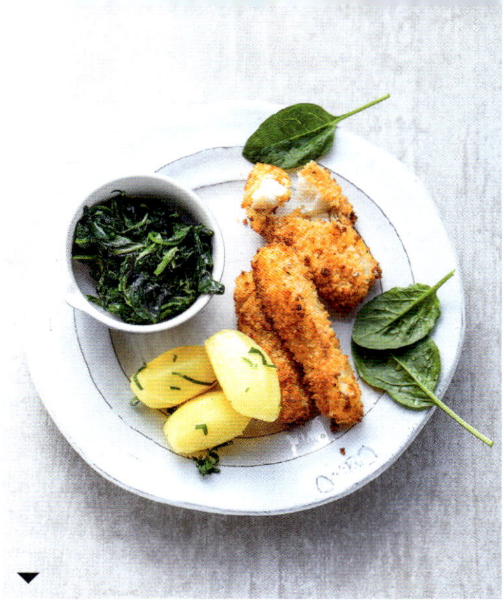

FISCHSTÄBCHEN MIT SPINAT

SCHMECKT DER GANZEN FAMILIE

Für die Fischstäbchen: 150 g altes, FODMAP-armes Brot • 2 Eier • Salz • schwarzer Pfeffer • 500 g Kabeljaufilet (ersatzweise Alaskaseelachs) • 2 EL Rapsöl

Für die Beilagen: 500 g Kartoffeln • ½ Bund glatte Petersilie • 500 g Spinat • 3 EL Zwiebelöl ***(siehe Seite 68)*** *• 100 g laktosefreie Sahne • Salz • Pfeffer • 1 Prise Muskatnuss • etwas Butter*

Für 4 Personen • 40 Min. Zubereitung
Pro Portion ca. 535 kcal, 33 g E, 27 g F, 35 g KH, 4,5 g BS

1. Das Brot mit einer Küchenmaschine zu Semmelbröseln verarbeiten; sollte das Brot nicht alt genug sein, kann es im Backofen vorgeröstet werden. Die Semmelbrösel dann auf einen tiefen Teller geben. Den Ofen auf 200° (Umluft) vorheizen.
2. Die Eier aufschlagen und mit einer Gabel verquirlen. Salz und Pfeffer unterrühren.
3. Den Fisch waschen, abtrocknen und in etwa 2 cm breite Streifen schneiden. Die Stücke nun in das verquirlte Ei tunken, bis sie komplett überzogen sind. Dann rundum in den Semmelbröseln wälzen.
4. Ein Backblech mit Backpapier auslegen, die Fischstücke darauflegen, mit dem Öl beträufeln und 15 Min. im Ofen backen. Nach der Hälfte der Zeit umdrehen.
5. Währenddessen die Kartoffeln waschen, schälen und in einem großen Topf weich kochen. Die Petersilie waschen, trocken schütteln und klein hacken.
6. Den Spinat waschen, verlesen und klein schneiden. In einen großen Topf geben und mit etwas Wasser dämpfen. Wasser abgießen, sobald der Spinat weich ist. Das selbst gemachte Öl angießen und den Spinat kurz darin anbraten. Die Sahne dazugießen und kurz aufkochen lassen. Mit Salz, Muskat und Pfeffer abschmecken.
7. Die Kartoffeln in einer großen Schüssel mit etwas Butter schwenken und mit der Petersilie zu Spinat und Fischstäbchen servieren.

SEMMELBRÖSEL AUF VORRAT

Um immer Semmelbrösel zur Hand zu haben, können Sie auch eine größere Menge vorbereiten. Die Brösel können kühl und trocken etwa einen Monat aufbewahrt werden.

PAELLA

RESTEVERWERTUNG AUF SPANISCH

3 EL Knoblauchöl ***(siehe Seite 68)*** *• 200 g Rundkornreis (am besten Bombareis aus Spanien) • ca. 400 ml Gemüsebrühe* ***(siehe Seite 62)*** *• 1 Lorbeerblatt • 1 g Safranfäden • 200 g Tomaten • 3 Frühlingszwiebeln • 2 Hühnerbrüste • 12 Garnelen • 100 g grüne Stangenbohnen • ½ Stange Lauch • 1 rote Paprika • 1 kleine Möhre • edelsüßes Paprikapulver • Salz • Pfeffer*

Für 4 Personen • 40 Min. Zubereitung
Pro Portion ca. 450 kcal, 40 g E, 10 g F, 46 g KH, 3,5 g BS

1. 1 EL selbst gemachtes Knoblauchöl in einem Topf erhitzen und den Reis darin unter ständigem Rühren in ca. 3 Min. glasig anbraten. Die Gemüsebrühe anrühren und den Reis damit ablöschen. Das Lorbeerblatt und den Safran zugeben und den Reis ca. 10 Min. weiter, aber noch nicht ganz fertig kochen.
2. Währenddessen die Tomaten mit heißem Wasser übergießen, die Haut abziehen und das Fruchtfleisch in Würfel schneiden. Frühlingszwiebeln waschen, putzen und die grünen Teile in Ringe schneiden.
3. Inzwischen die Hühnerbrüste waschen, mit Küchenpapier abtrocknen und in Streifen schneiden. Die Garnelen ebenfalls waschen und trocken tupfen.
4. In einer großen, schweren Pfanne das restliche Knoblauchöl erhitzen und die Frühlingszwiebeln darin anbraten. Die Hühnerbrüste und die Garnelen zugeben und braten, bis sie gar sind, anschließend aus der Pfanne nehmen.
5. Stangenbohnen, Lauch und Paprika waschen, putzen und klein schneiden. Vom Lauch nur den grünen Teil verwenden. Möhre schälen und klein schneiden. Nun die Stangenbohnen, den Lauch, die Möhre, die Paprika und die Tomaten in die Pfanne geben und 5 Min. anbraten.
6. Den Reis zufügen und gut mit dem klein geschnittenen Gemüse vermischen. Sollte die Gemüsebrühe nicht ausreichen und der Reis austrocknen, nach Bedarf noch etwas Flüssigkeit (wer möchte, gerne auch trockenen Weißwein) angießen. Mit Paprikapulver, Salz und Pfeffer abschmecken.
7. Zum Servieren die Hühnerbruststreifen und Garnelen auf dem Reis anrichten.
(Siehe Foto Seite 58)

ZWIEBEL- UND KNOBLAUCHÖL SELBST GEMACHT

Den Boden einer Pfanne mit der benötigten Menge Rapsöl oder einem anderen zum Braten geeigneten Öl bedecken. Dann 1–2 geschälte und halbierte Knoblauchzehen oder 1 in grobe Stücke geschnittene Zwiebel zugeben, kurz anbraten und wieder herausnehmen. Mit dem nun aromatisierten Öl können Sie braten und kochen. Weitere Tipps für die Zubereitung von Zwiebel- und Knoblauchöl für den Vorrat finden Sie auf **Seite 53**.

PAD THAI MIT HUHN

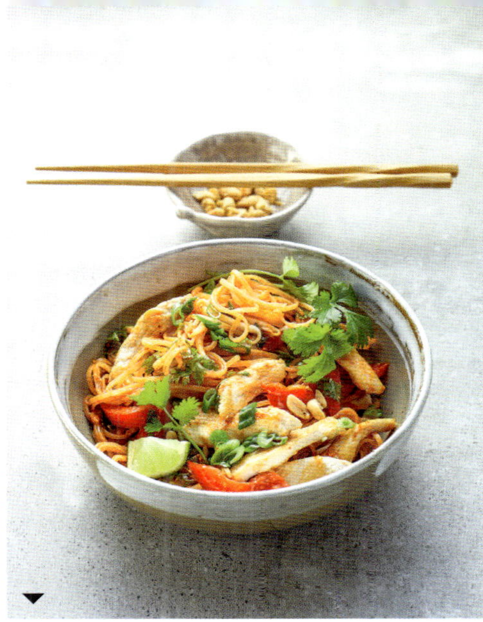

ASIATISCHER NUDELGENUSS

250 g Reisnudeln (3 mm breit) • 2 Hühnerbrüste • 3 EL Knoblauchöl ***(siehe Seite 68)*** *• 1 rote Paprika • 2 Frühlingszwiebeln • 1 Handvoll frische Sojasprossen • 1 Bund Koriandergrün • 60 ml helle Fischsauce • 50 g brauner Zucker • 2 EL Reisessig • 1 EL rosenscharfes Paprikapulver • 1 Ei • ½ Limette • 2 TL Tamarisauce • Erdnusskerne (nach Belieben)*

Für 4 Personen • 40 Min. Zubereitung
Pro Portion ca. 500 kcal, 27 g E, 10 g F, 72 g KH, 2,5 g BS

1. Die Reisnudeln, wie auf der Packung angegeben, mit kochendem Wasser übergießen und einweichen. Anschließend abgießen.
2. Hühnerbrüste waschen, trocken tupfen und in Streifen schneiden. In einer großen Pfanne das selbst gemachte Knoblauchöl erhitzen. Das Hühnerfleisch zugeben und knusprig braten.
3. Paprika waschen, putzen und in Streifen schneiden. Frühlingszwiebeln waschen, putzen und die grünen Teile in Ringe schneiden. Sojabohnensprossen waschen und abtropfen lassen. Koriander waschen, trocken schütteln und klein hacken.
4. Nudeln und Paprikastreifen in die Pfanne geben und rühren, bis die Nudeln durchsichtig werden. Dann Fischsauce, Zucker, Essig und Paprikapulver zugeben und alles gut vermengen.
5. Das Ei aufschlagen und mit einer Gabel verquirlen. In die Nudeln eine kleine Mulde drücken. Das Ei in die Mulde gleiten und kurz stocken lassen. Dann mit den Nudeln, dem Gemüse und dem Fleisch vermischen. Die Limette auspressen.
6. Zum Schluss die Tamarisauce, Limettensaft, Frühlingszwiebeln und die Sojabohnensprossen unterheben. Zum Servieren den Koriander und nach Belieben klein gehackte Erdnüsse darüberstreuen.

GLUTENFREIE TAMARISAUCE

Tamarisauce ist wie Sojasauce ein Nebenprodukt der Fermentierung von Sojabohnen. Sie enthält aber kein Gluten, da bei der Herstellung auf Weizen als Zutat verzichtet wird.

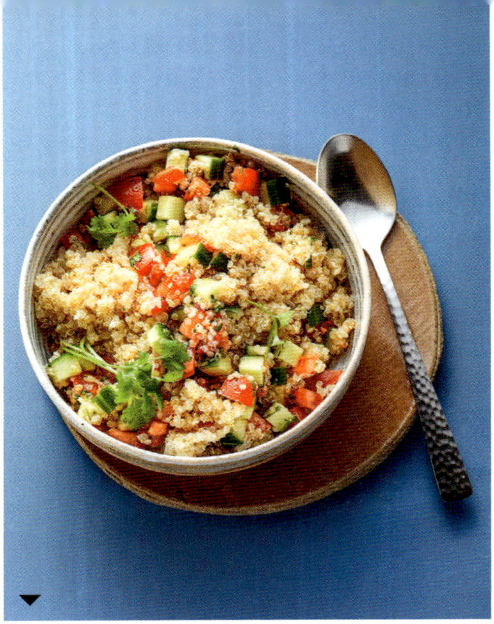

TABOULÉ MIT QUINOA

AUS DEM MITTLEREN OSTEN

150 g Quinoa • 1 Salatgurke • 3 Tomaten • 1 Bund Koriandergrün • ½ Zitrone • 3–4 EL Olivenöl (ersatzweise Zwiebelöl, ***siehe Seite 68)*** *• Salz • Pfeffer*

Für 4 Personen • 25 Min. Zubereitung
Pro Portion ca. 230 kcal, 5 g E, 10 g F, 26 g KH, 4 g BS

1. Quinoa in einem Sieb waschen. Dann in einem Topf mit Wasser bedeckt ca. 20 Min. oder nach Packungsangabe kochen. Wasser abgießen, wenn die Quinoa weich ist, diese dann in einem Sieb abtropfen lassen.
2. Währenddessen Gurke und Tomaten waschen und in kleine Würfel schneiden. Koriander waschen, trocken schütteln und klein hacken. Gurke, Tomaten und Koriander unter die Quinoa heben. Zitrone auspressen und den Saft mit dem Öl zur Quinoa geben. Mit Salz und Pfeffer abschmecken.

VARIANTE

Je nach Geschmack können unter das Taboulé auch noch Fetawürfel gemischt werden.

BROKKOLISUPPE

SCHNELL ZUBEREITET

1 Kopf Brokkoli • 1 Stange Lauch • 1 EL Rapsöl • Salz • 1 l Gemüsebrühe ***(siehe Seite 62)*** *• 200 g laktosefreie Sahne • Pfeffer*

Für 4 Personen • 15 Min. Zubereitung
Pro Portion ca. 220 kcal, 5 g E, 18 g F, 7 g KH, 3,5 g BS

1. Die Brokkoliröschen vom Strunk lösen und waschen. Lauch waschen, putzen und den grünen Teil in Ringe schneiden.
2. Das Rapsöl in einem großen Topf erhitzen und den Lauch anbraten.
3. Brokkoliröschen zugeben, mit 1 Prise Salz würzen und bei mittlerer Hitze mitbraten. Die Gemüsebrühe anrühren, dazugießen und alles auf kleiner Hitze köcheln lassen, bis der Brokkoli weich wird.
4. Wer möchte, kann mit dem Pürierstab alles zerkleinern, wer gerne noch ein paar Stückchen in der Suppe hat, nimmt den Kartoffelstampfer. Sahne zugießen und nochmals kurz aufkochen lassen, mit Salz und Pfeffer abschmecken.

ZUCCHINISPAGHETTI MIT BOLOGNESE

KLASSIKER IN MODERNEM GEWAND

2 Frühlingszwiebeln • 3 mittelgroße Möhren • 2 EL Knoblauchöl ***(siehe Seite 68)*** *• 500 g gemischtes Hackfleisch • 400 g stückige Tomaten (Dose) • 200 mg passierte Tomaten • 1 TL getrockneter Oregano • 1 EL Tomatenmark • Salz • Pfeffer • 4 kleine Zucchini • 100 g Parmesan*
Außerdem: 1 Spiralschneider

Für 4 Personen • 25 Min. Zubereitung
Pro Portion ca. 510 kcal, 34 g E, 35 g F, 9 g KH, 4,5 g BS

1. Frühlingszwiebeln waschen, putzen und die grünen Teile in Ringe schneiden. Möhren schälen und grob reiben.
2. Das selbst gemachte Öl in einer großen Pfanne erhitzen und die Frühlingszwiebeln anbraten. Das Hackfleisch zugeben und gut durchbraten. Die Möhren unterrühren und mitbraten, bis sie weich sind. Nun die Tomaten, Oregano und Tomatenmark zugeben, aufkochen lassen und mit Salz und Pfeffer abschmecken. Die Sauce bei geringer Hitze etwas reduzieren lassen.
3. Währenddessen die Zucchini waschen und mit einem Spiralschneider in dünne spaghettigleiche Streifen schneiden. Den Parmesan reiben. Zucchinispaghetti ca. 3 Min. in sprudelndem Salzwasser kochen. Mit dem Schaumlöffel aus dem Wasser heben und sofort anrichten. Sauce darübergeben und mit Parmesan servieren.

ZUCCHINIMENGE TESTEN

Auch bei der FODMAP-Bewertung von Zucchini kommt es etwas auf die Menge an. Probieren Sie aus, wie viel Ihnen bekommt. Mengen bis etwa 70 Gramm sind normalerweise unbedenklich.

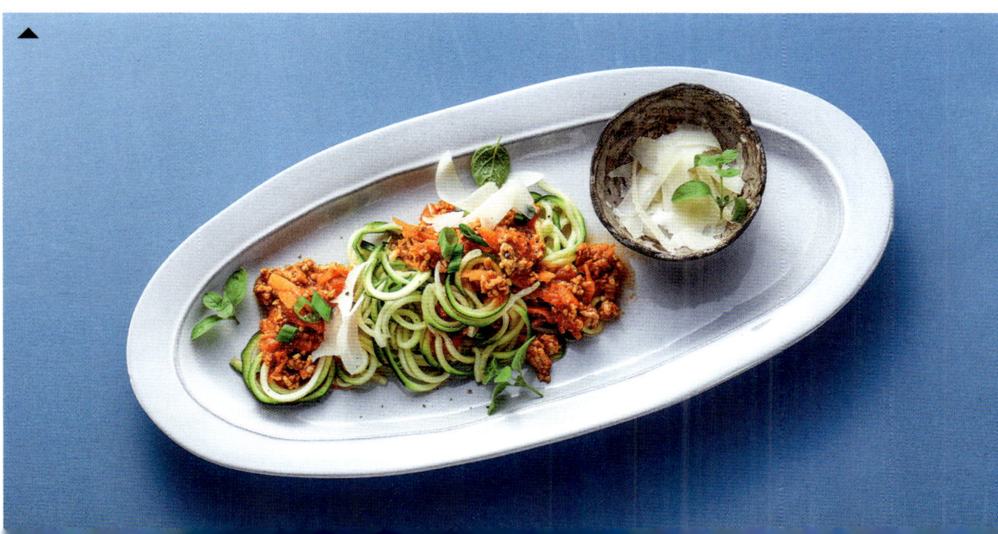

QUICHE LORRAINE

KULINARISCHER GRUSS AUS FRANKREICH

Für den Teig: *200 g FODMAP-armes Mehl* ***(siehe Seite 89)*** *• 4 EL weiche Butter • ½ TL Salz • 1 EL Apfelessig*
Außerdem: *1 Quicheform • Butter für die Form*
Für die Füllung: *1 kleine Stange Lauch • 70 g Speckwürfel • 2 Eier • 2 EL laktosefreier Joghurt • 140 ml laktosefreie Milch • 40 g Bergkäse (ersatzweise ein anderer Hartkäse) • 1 Prise Muskatnuss • Salz • Pfeffer*

Für 4 Personen • 25 Min. Zubereitung • 50 Min. Backen
Pro Portion ca. 480 kcal, 12 g E, 27 g F, 44 g KH, 1 g BS

1. Den Ofen auf 180° vorheizen. Die Quicheform mit etwas Butter einfetten. In einer Schüssel das Mehl, die Butter und das Salz zu Krümeln verkneten. Den Essig sowie nach und nach 4–6 EL lauwarmes Wasser zugeben und alles zu einem glatten, elastischen Teig verarbeiten. Diesen am Ende zu einer Kugel formen und für ca. 30 Min. in den Kühlschrank stellen.
2. Währenddessen für die Füllung Lauch waschen, putzen und den grünen Teil in Ringe schneiden. In einer Pfanne den Speck knusprig anbraten und zur Seite stellen. Das ausgelassene Fett abgießen, den Lauch zugeben und ebenfalls anbraten.
3. Eier, Joghurt und Milch verrühren. Den Käse reiben und mit Muskat, Salz und Pfeffer unterheben. Zum Schluss Lauch und Speck dazugeben und vermengen.
4. Den Teig in die gefettete Quicheform geben. Mit den Händen oder einem kleinen Nudelholz verteilen und festdrücken. Dabei ca. zwei Drittel für den Boden und ein Drittel für den Rand verwenden. Den Teig mit einer Gabel an mehreren Stellen einstechen. Anschließend die Füllung darauf verteilen. Die Quiche auf der mittleren Schiene ca. 50 Min. backen. Kurz abkühlen lassen und servieren. Dazu passt gut ein frischer Blattsalat (**siehe Seite 87**).

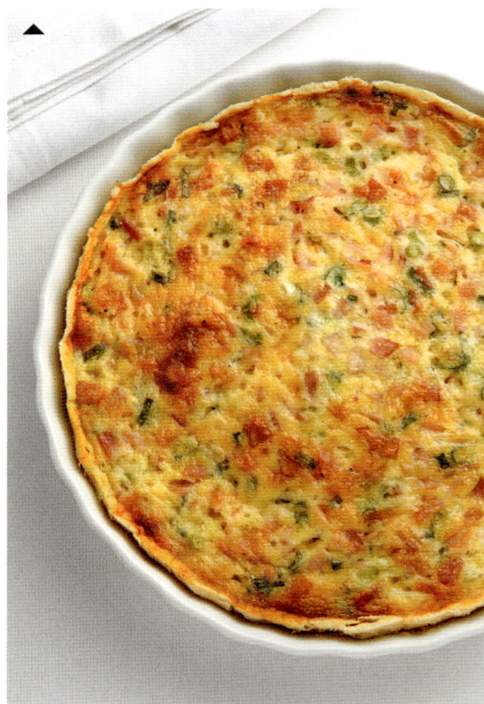

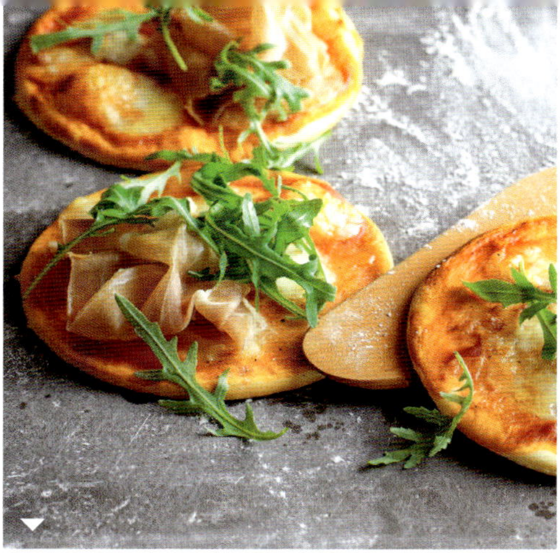

PIZZA

FODMAP-ARM BELEGEN NACH GESCHMACK

Für den Teig: *10 g Trockenhefe • 30 g Zucker • 360 g FODMAP-armes Mehl* ***(siehe Seite 89)*** *• 1 TL Xanthan • 1 TL Salz • ½ TL Weinsteinbackpulver • 2 EL Olivenöl*

Für den Belag: *1 Stängel Basilikum • 500 g stückige Tomaten • Salz • Pfeffer • 1 TL getrockneter Oregano • 60 g Büffelmozzarella (ersatzweise 200 g laktosefreier Mozzarella) • 3 Scheiben Schinken (nach Belieben roh oder gekocht) • 1 Bund Rucola*

Außerdem: *Nach Belieben FODMAP-arme Gemüsesorten, Oliven oder Thunfisch zum Belegen*

Für 1 Blech • 40 Min. Zubereitung
Pro Blech ca. 1940 kcal, 36 g E, 40 g F, 341 g KH, 12 g BS

1. Den Ofen auf 180° vorheizen. In einer kleinen Schüssel die Hefe, 10 g Zucker und ca. 180 ml lauwarmes Wasser vermengen und die Hefe aktivieren lassen, bis sich kleine Bläschen entwickeln.
2. Mehl, Xanthan, Salz, Weinsteinbackpulver und den restlichen Zucker mischen. Eine kleine Mulde bilden und die Hefemischung sowie 1 EL Olivenöl hineingeben. Langsam zu einem glatten Teig verarbeiten, nach Bedarf Wasser oder Mehl zugeben.
3. Ein Backblech mit Backpapier auslegen, den Teig dünn ausrollen, auf das Blech legen und im Ofen auf der 2. Schiene von unten ca. 15 Min. vorbacken. Dabei nicht zu trocken werden lassen. Aus dem Ofen nehmen und mit dem restlichen Olivenöl bestreichen.
4. Für die Tomatensauce Basilikum waschen, trocken schütteln und 4–5 Blättchen klein hacken. Basilikum mit Tomaten, Salz, Pfeffer und Oregano verrühren. Sauce auf dem Teig verteilen. Den Mozzarella in Scheiben schneiden, den Schinken in Stücke zupfen und die Pizza damit belegen. Nochmals 10–15 Min. im Ofen backen, bis der Rand goldbraun ist.
5. Währenddessen den Rucola waschen, trocken schütteln und klein zupfen. Die Pizza vor dem Servieren mit Rucola belegen.

TOMATENSAUCE AUF VORRAT

Wenn Sie die Tomatensauce einkochen, lässt sie sich in sterilen Gläsern ca. 1 Jahr aufbewahren. Sie können also gut eine größere Menge vorkochen. Wer auf den Knoblauchgeschmack nicht verzichten möchte, kann 1 EL selbst gemachtes Knoblauchöl **(siehe Seite 68)** zufügen.

LASAGNE AL FORNO

KLASSIKER IM SCHICHTSYSTEM

1 große Möhre • je 1 EL Zwiebel- und Knoblauchöl ***(siehe Seite 68)*** *• 350 g gemischtes Hackfleisch • 500 g stückige Tomaten (Dose) • 1 TL getrockneter Oregano • Salz • Pfeffer • 10 FODMAP-arme Lasagnenudeln • 100 g Hartkäse*
Für die Béchamelsauce: 25 g Butter • 25 g FODMAP-armes Mehl ***(siehe Seite 89)*** *• 300 ml laktosefreie Milch • 1 Prise Muskatnuss • Salz • Pfeffer*

Für 4 Personen • 40 Min. Zubereitung •
40 Min. Backen
Pro Portion ca. 625 kcal, 30 g E, 36 g F, 41 g KH, 2 g BS

1. Den Ofen auf 175° vorheizen. Möhre schälen und reiben. Das selbst gemachte Zwiebel- und Knoblauchöl in einer Pfanne erhitzen und das Hackfleisch gut durchbraten. Die Möhre zugeben und weiter braten, bis sie weich wird. Zum Schluss die Tomaten, Oregano, Salz und Pfeffer zugeben und aufkochen lassen.
2. Für die Béchamelsauce die Butter in einem mittelgroßen Topf zerlassen. Sobald die Butter flüssig ist, das Mehl mit einem Schneebesen unterrühren und kurz ansetzen lassen. Nach und nach die Milch unterrühren, bis eine dickflüssige Sauce entsteht. Gut rühren, damit keine Klümpchen bleiben. Mit Muskat, Salz und Pfeffer abschmecken.
3. In eine feuerfeste Form abwechselnd eine Schicht Bolognese, eine Schicht Nudeln und zuletzt eine Schicht Béchamelsauce geben. Dies so lange wiederholen, bis alle Nudeln verbraucht sind. Die letzte Schicht sollte die Bolognesesauce sein. Den Käse reiben und die Lasagne damit bestreuen.
4. Lasagne in ca. 40 Min. im Ofen fertig backen. Falls der Käse zu schnell braun wird, am Ende mit Alufolie bedecken.

MEDITERRANER FISCHAUFLAUF

SCHMECKT AUCH LANDRATTEN

6 mittelgroße festkochende Kartoffeln • Salz • 2 Tomaten • 1 Zweig Rosmarin • 1 Stängel Thymian • ½ Bund glatte Petersilie • 80 g schwarze Olivenringe • 600 g weißes Fischfilet (z. B. Seelachs oder Pangasius) • Pfeffer • 1 Zitrone • 4 EL Rapsöl
Außerdem: Butter für die Auflaufform

Für 4 Personen • 35 Min. Zubereitung •
25 Min. Backen
Pro Portion ca. 390 kcal, 32 g E, 18 g F, 21 g KH, 3,5 g BS

1. Ofen auf 140° (Umluft) vorheizen. Kartoffeln waschen, schälen und in ca. 0,5 cm dicke Scheiben schneiden. In Salzwasser max. 5 Min. vorgaren, dann abgießen.
2. Tomaten waschen und in Scheiben schneiden. Kräuter waschen und trocken schütteln. Petersilie klein hacken.

3. Eine ofenfeste Auflaufform mit der Butter einfetten und die vorgegarten Kartoffeln hineinschichten. Tomatenscheiben und Oliven auf die Kartoffeln schichten.
4. Die Fischfilets gut abwaschen, mit einem Küchenpapier trocken tupfen und auf die Tomatenscheiben legen. Zum Schluss salzen und pfeffern. Die Zitrone auspressen und den Fisch mit dem Saft beträufeln. Den Rosmarinzweig und den Thymianstängel in die Auflaufform legen und die Petersilie darüberstreuen.
5. Das Rapsöl großzügig über den Fisch verteilen. Den Auflauf auf der mittleren Schiene in 20–25 Min. fertig garen.

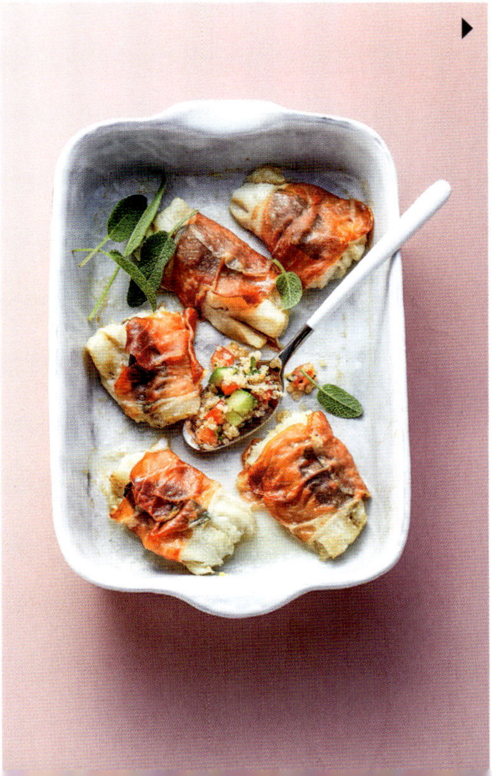

MARINES SALTIMBOCCA

PERFEKT FÜR GÄSTE

700 g festes weißes Fischfilet (z. B. Goldbarsch, Pangasius oder Seelachs) • 6–7 Scheiben Serranoschinken • 12 Salbeiblätter • 7 EL Rapsöl • Salz • Pfeffer
Außerdem: Butter für die Auflaufform

Für 4 Personen • 25 Min. Zubereitung
Pro Portion ca. 415 kcal, 35 g E, 29 g F, 0 g KH, 0 g BS

1. Ofen auf 190° (Umluft) vorheizen. Den Fisch gut mit kaltem Wasser abspülen und mit Küchenpapier trocken tupfen. Anschließend in 10–12 gleich große Stücke schneiden. Breite Schinkenscheiben nochmals halbieren, sodass sie die Fischstücke fast in der gesamten Breite bedecken.
2. Salbei waschen und trocken tupfen. Nun jedes Fischstück mit einem Salbeiblättchen belegen und mit Schinken umwickeln.
3. Eine Auflaufform einfetten, die umwickelten Fischstücke hineingeben, mit dem Rapsöl beträufeln und mit Salz und Pfeffer würzen. Auf der 2. Schiene von unten ca. 20 Min. braten. Wer eine integrierte Grillfunktion im Ofen hat, kann diese in den letzten Minuten zuschalten, dann wird der Schinken etwas knuspriger. Dazu passt das Taboulé mit Quinoa von **Seite 70** oder das schnelle Möhrengemüse mit Ingwer von **Seite 66**.

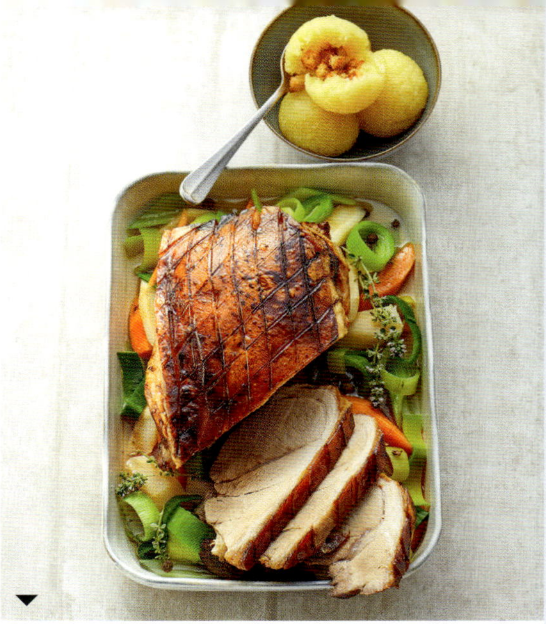

SCHWEINEBRATEN AUS DEM OFEN

FÜR FEINSCHMECKER

2 kg Schweinebraten mit Schwarte • Knoblauchöl **(siehe Seite 68)** *• Salz • Pfeffer • 350 g Möhren • 300 g Pastinaken • 50 ml Aceto balsamico bianco • 3 Zweige Thymian • 300 g Staudensellerie • 300 g Lauch • 10 Pimentkörner • 1 Zitrone • 3 EL Ahornsirup*

Für 6 Personen • 30 Min. Zubereitung • 2 Std. 40 Min. Garen
Pro Portion ca. 805 kcal, 59 g E, 54 g F, 14 g KH, 3,5 g BS

1. Den Ofen auf 200° vorheizen. Das Fleisch mit kaltem Wasser abspülen und mit Küchenpapier trocken tupfen. Die Schwarte mit einem scharfen Messer rautenförmig einschneiden.
2. Das Fleisch mit dem selbst gemachten Knoblauchöl bestreichen und mit Salz und Pfeffer würzen. Mit der Schwarte nach unten in eine Bratenform legen, 100 ml Wasser zugießen und im Ofen 40 Min. auf der 2. Schiene von unten anbraten. Dabei saugt sich die Schwarte mit Wasser voll und wird dann beim Braten knuspriger.
3. In der Zwischenzeit die Möhren und Pastinaken schälen und in mundgerechte Stücke schneiden.
4. Den Braten nach 40 Min. wenden. Gemüse um das Fleisch verteilen, mit Essig ablöschen und mit 250 ml Wasser aufgießen.
5. Thymian waschen und trocken schütteln. Sellerie und Lauch waschen und putzen. Sellerie und die grünen Teile des Lauchs klein schneiden.
6. 2 Thymianzweige und die Pimentkörner zum Braten geben und weitere 60 Min. garen. Dann erst Sellerie und Lauch zugeben und falls nötig nochmals etwas Wasser angießen. Alles weitere 40 Min. braten.
7. Die Zitrone auspressen. Die Blättchen des 3. Thymianzweigs abstreifen. Zitronensaft mit Ahornsirup und Thymianblättchen vermengen. Den Braten damit bestreichen und in weiteren 20 Min. fertig braten. Wenn möglich, mit einem Bratenthermometer messen. Der Braten ist bei 85° Kerntemperatur fertig. Den Braten mit dem Gemüse servieren. Dazu passen die Knödel von **Seite 66**.

LACHSFILET AUF BLATTSPINAT

MIT TOPZUTATEN DER FODMAP-DIÄT

2 Frühlingszwiebeln • 500 g mittelgroße Rispentomaten • 500 g Blattspinat • 30 g Pecorino • 20 g Butter (ersatzweise 2 EL Zwiebelöl, ***siehe Seite 68****) • 100 g Gorgonzola • Salz • Pfeffer • 15 g Pinienkerne • 2 EL Rapsöl • 1 Prise Zucker • 400 g Lachsfilet ohne Haut*

Außerdem: Butter für die Form

Für 4 Personen • 35 Min. Zubereitung • 35 Min. Backen
Pro Portion ca. 480 kcal, 32 g E, 35 g F, 4 g KH, 4 g BS

1. Frühlingszwiebeln waschen, putzen und die grünen Teile in Ringe schneiden. Tomaten waschen und halbieren. Blattspinat waschen, verlesen, trocknen und klein schneiden. Den Pecorino reiben.
2. In einem großen Topf die Frühlingszwiebeln in der Butter anbraten, den Spinat zufügen und andünsten. Den Gorgonzola in kleine Würfel schneiden, sobald der Spinat weich ist, zugeben und schmelzen lassen. Mit Salz und Pfeffer abschmecken.
3. Die Pinienkerne ohne Fett in einer kleinen Pfanne goldbraun anrösten.
4. Das Öl in einer Pfanne erhitzen, die halbierten Tomaten kurz darin schwenken und mit Salz, Pfeffer und Zucker abschmecken.
5. Den Ofen auf 180° (Umluft) vorheizen. Das Lachsfilet kalt abwaschen und mit Küchenpapier abtupfen. Lachs in ca. 3 cm breite Streifen schneiden.
6. Eine Auflaufform einfetten, zunächst den Spinat in der Form verteilen, dann die Lachstücke daraufsetzen, salzen und pfeffern. Dann die Tomaten darüberlegen. Zum Schluss Pinienkerne und Pecorino darauf verteilen und den Auflauf 30–35 Min. backen. Dazu passt gut das knusprige Brot von **Seite 91**.

▲

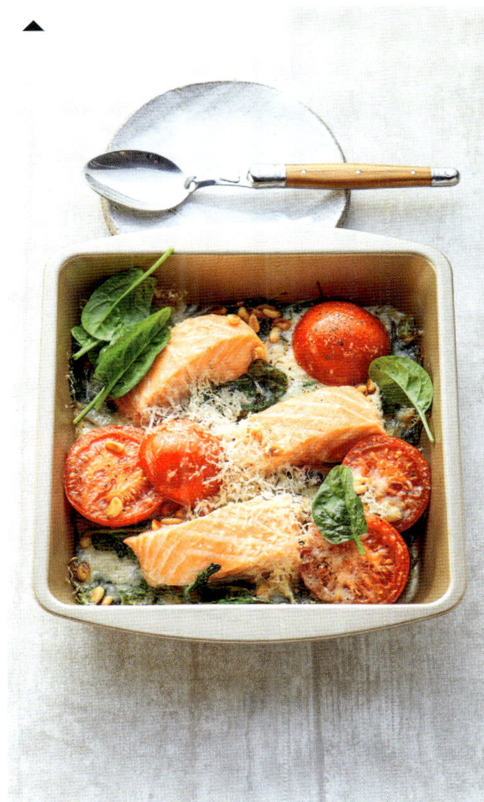

GOLDBARSCHRAGOUT MIT FENCHEL

HARMONISCHES SPIEL DER AROMEN

400 g Fenchel • 150 ml Gemüsebrühe ***(siehe Seite 62)*** *• 60 g Butter • Salz • Pfeffer • etwas Zucker • 2 Orangen • 750 g Goldbarschfilet (ersatzweise ein anderer fester weißer Fisch) • 2 Stängel Dill*

Für 4 Personen • 35 Min. Zubereitung
Pro Portion ca. 370 kcal, 36 g E, 19 g F, 9 g KH, 3,5 g BS

1. Fenchel waschen, putzen und in dünne Streifen hobeln. Die Gemüsebrühe anrühren und die Fenchelstreifen mit Butter, Salz, Pfeffer und Zucker in der Brühe 10–15 Min. bei mittlerer Hitze andünsten.
2. Währenddessen die Orangen schälen, filetieren und in kleine Stücke schneiden. Den Fisch kalt abwaschen und mit Küchenpapier abtupfen, das Filet in mundgerechte Stücke schneiden.
3. Den Fisch zum Fenchel in den Topf geben und in 10–15 Min. garen. Den Dill waschen, trocken schütteln und klein hacken. Zum Schluss mit den Orangen unterheben und das Ragout nochmals mit Salz und Pfeffer abschmecken. Dazu passt Kartoffelpüree.

GRILLHÄHNCHEN

AUSSEN KNUSPRIG, INNEN SAFTIG

2 Grillhähnchen • Salz • Pfeffer (frisch gemahlen) • 2 Bund Kräuter (z. B. Rosmarin, Thymian, Majoran oder Salbei)
Für die Marinade: 2 EL Rapsöl • Salz • Pfeffer • Paprikapulver

Für 4 Personen • 25 Min. Zubereitung • 50 Min. Braten
Pro Portion ca. 660 kcal, 90 g E, 31 g F, 0 g KH, 0 g BS

1. Die Hähnchen kalt abwaschen und mit Küchenpapier abtrocknen. Mit einer Geflügelschere halbieren und das Rückgrat entfernen. Die Innenseiten der Hähnchen mit Salz und Pfeffer würzen.
2. Kräuter waschen und trocken schütteln. Die Kräuter auf die Innenseiten der Hähnchenhälften verteilen. Die Häften dann mit der Kräuterseite nach unten auf den Backofenrost legen. Den Ofen auf 200° (Umluft) vorheizen.
3. Für die Marinade das Öl mit den Gewürzen mischen und die Hähnchenhälften außen damit bestreichen. Den Rost im Ofen auf die 2. Schiene von unten schieben und in die Schiene darunter ein Backblech schieben, um den Saft aufzufangen. Die Hähnchen 45–50 Min. braten. Wer eine Grillfunktion hat, kann diese in den letzten Minuten zuschalten. Dazu passt der FODMAP-arme Kartoffelsalat von **Seite 60**.

RATATOUILLE MIT HÜHNERBRUST

KLASSIKER AUS DER PROVENCE

Für das Ratatouille: 1 große Aubergine • Salz • 2 kleine Zucchini • 1 große rote Paprika • 3–4 EL Zwiebel- und Knoblauchöl ***(siehe Seite 68)*** *• 400 g stückige Tomaten (Dose) • 1 TL getrocknete Kräuter der Provence (ersatzweise frische Kräuter, z. B. Thymian, Rosmarin, Estragon, Lavendel) • Pfeffer*

Für die Hühnerbrüste: 4 mittelgroße Hühnerbrüste • ½ Bio-Zitrone • 3 EL Rapsöl • 2 EL grobkörniger Senf • 3 EL Ahornsirup • ½ TL getrockneter Thymian • Salz • Pfeffer

Für 4 Personen • 50 Min. Zubereitung
Pro Portion ca. 405 kcal, 46 g E, 17 g F, 13 g KH, 4 g BS

1. Die Hühnerbrüste waschen und mit Küchenpapier abtrocknen. Die Zitrone waschen und die Schale abreiben. 1 TL Zitronenabrieb, Öl, Senf, Ahornsirup, Thymian, Salz und Pfeffer gut vermengen. Die Hühnerbrüste mit der Marinade bestreichen und kalt stellen. Je länger die Hühnerbrüste in der Marinade liegen, desto intensiver geht der Geschmack in das Fleisch über.
2. Aubergine waschen, die Enden abschneiden und das Fruchtfleisch in Würfel schneiden. Die Würfel salzen und ca. 30 Min. in einem Sieb ziehen lassen, damit die Bitterstoffe entzogen werden. Anschließend mit einem Küchenpapier trocken tupfen.
3. Währenddessen Zucchini und Paprika waschen, putzen und in Würfel schneiden. Die Auberginenwürfel mit dem selbst gemachten Öl in einem großen Topf ca. 10 Min. leicht anbraten; darauf achten, dass sie nicht braun werden.
4. Die Zucchini- und Paprikawürfel zugeben und ebenfalls ca. 10 Min. braten. Wenn das Gemüse weich wird, Tomaten und Kräuter zugeben und alles bis zur gewünschten Konsistenz bei geringer Hitze weiterköcheln lassen. Falls zu wenig Flüssigkeit vorhanden ist, etwas Wasser nachgießen. Mit Salz und Pfeffer abschmecken.
5. Die Hühnerbrüste entweder in einer Pfanne auf beiden Seiten goldbraun anbraten oder grillen. Dabei sicherstellen, dass das Fleisch wirklich gut durchgebraten ist. Mit dem Ratatouille servieren.

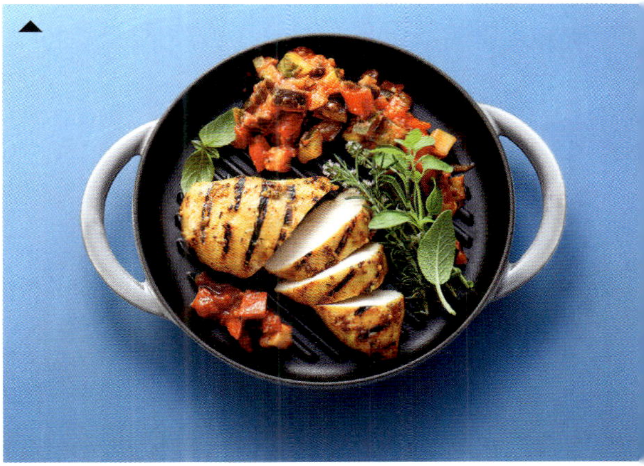

HÜHNER-REIS-EINTOPF

WÄRMT BAUCH UND SEELE

4 mittelgroße Möhren • 1 mittelgroßer Zucchino • 2 Stangen Staudensellerie • 1 Stange Lauch • 1 Bund Petersilie • 1 Zitrone • Salz • Pfeffer • 1 Lorbeerblatt • 2 EL Knoblauchöl ***(siehe Seite 68)*** *• 500 g Hühnerbrust • 2 l Gemüsebrühe* ***(siehe Seite 62)*** *• 150 g Reis • 30 g Parmesan*

Für 4 Personen • 45 Min. Zubereitung
Pro Portion ca. 385 kcal, 36 g E, 8 g F, 37 g KH, 4 g BS

1. Möhren schälen und in mundgerechte Stücke schneiden. Zucchino, Sellerie und den grünen Teil des Lauchs waschen, putzen und ebenfalls in mundgerechte Stücke schneiden. Petersilie waschen, trocken schütteln und klein hacken.
2. Zitrone halbieren und auspressen. Gemüse, Zitronensaft, Gewürze, Öl und Hühnerbrust in einen Topf geben. Die Gemüsebrühe anrühren, in den Topf gießen und alles aufkochen lassen. Bei geringer Hitze 15–20 Min. weiterköcheln, bis die Hühnerbrust gar ist. Das Fleisch herausnehmen und in kleine Stücke zerteilen.
3. Reis in die Brühe geben und in ca. 20 Min. weich kochen. Das Fleisch wieder zugeben und alles kurz aufkochen lassen, eventuell etwas Flüssigkeit nachgießen.
4. Den Parmesan reiben und die Suppe mit Parmesan und Petersilie servieren.

FÜR DIE SCHNELLE KÜCHE

Die Suppe lässt sich gut einfrieren. Einfach die doppelte Menge zubereiten und bei Bedarf auftauen.

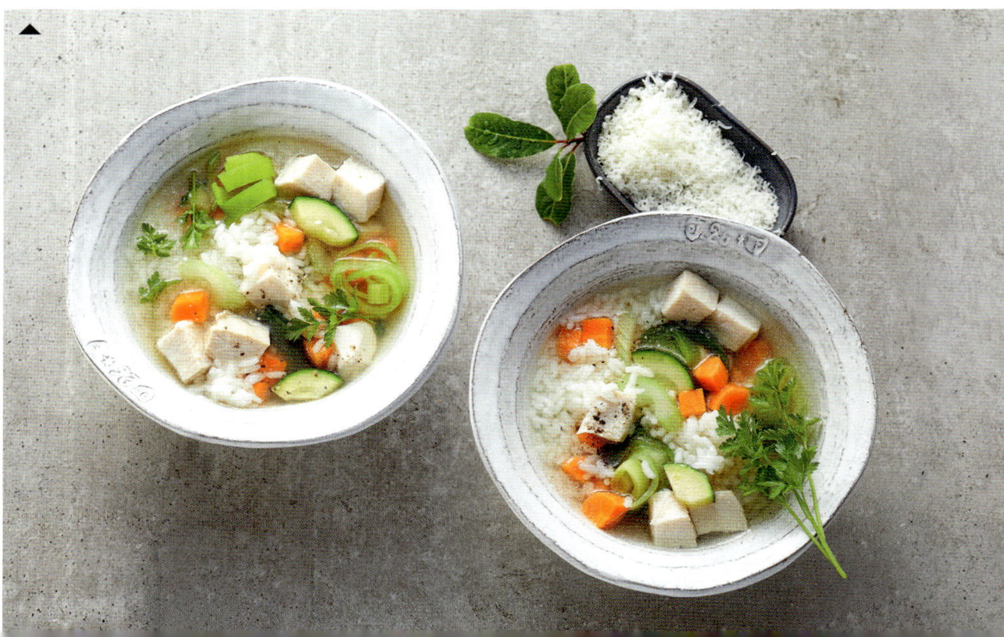

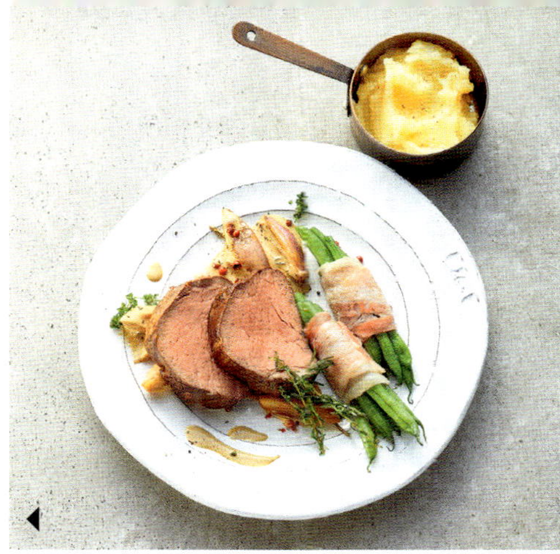

RINDERFILET MIT SPECKBOHNEN

SONNTAGSESSEN

Für den Braten: *500 g Rinderfilet • Salz • Pfeffer • 2 EL Butterschmalz • 2 Schalotten • je 2 Zweige Rosmarin und Thymian • 50 ml Whiskey • 200 g laktosefreie Sahne • 1 EL Worcestersauce • 1 EL scharfer Senf • Salz • Pfeffer • Rosa Beeren nach Belieben*

Für die Bohnen: *400 g grüne Bohnen • 1 TL getrocknetes Bohnenkraut • 2 EL Butter • Salz • 6 Scheiben Speck*

Außerdem: *Rapsöl für Bräter und Form*

Für 4 Personen • 2 Std. Zubereitung
Pro Portion ca. 545 kcal, 34 g E, 39 g F, 8 g KH, 2 g BS

1. Den Ofen auf 80° vorheizen. Rinderfilet waschen, mit Küchenpapier trocken tupfen. Salzen und pfeffern. Butterschmalz in einer Pfanne auslassen und das Filet von allen Seiten gut anbraten, das dauert ca. 6 Min. Je kürzer die Anbratzeit, desto länger die Nachgarzeit.
2. Schalotten schälen und vierteln. Kräuter waschen und trocken schütteln. Einen Bräter einfetten. Fleisch, Schalotten und Kräuter hineingeben und 1 Std. 45 Min. im Ofen garen. Wenn möglich, mit einem Bratenthermometer die Kerntemperatur messen, das Filet ist bei 55–58° medium. Dann das Fleisch auf einem Brett mit Alufolie abdecken und ruhen lassen.
3. Währenddessen die Bohnen waschen und putzen. Das Bohnenkraut mit etwas Butter in einem Topf anbraten. Mit Salzwasser aufgießen und aufkochen lassen. Dann die Bohnen zugeben und 10–15 Min. sprudelnd kochen. Abgießen und die Bohnen sofort mit kaltem Wasser abschrecken und mit einem Küchentuch trocknen.
4. Immer 5–6 Bohnen bündeln und mit Speck umwickeln. Die Bohnenpakete mit der Naht nach unten in eine feuerfeste, gefettete Form legen und bei 180° 5–7 Min. braten, dabei einmal wenden.
5. Den Bratensatz im Bräter mit Whiskey ablöschen und durch ein Sieb in einen mittelgroßen Topf gießen. Wieder erhitzen und mit der Sahne und etwas Wasser aufgießen. Mit Worcestersauce, Senf, Salz und Pfeffer abschmecken und dann bei geringer Hitze langsam reduzieren lassen. Das Fleisch in Scheiben schneiden und mit den Rosa Beeren, den Bohnen und der Sauce servieren. Dazu passt Kartoffelpüree.

ASIATISCHER GARNELENSALAT

EXOTISCHE FRISCHE

1 Grapefruit (ersatzweise Pomelo) • 2 Möhren • 2 Salatgurken • 1 Bund Basilikum • 1 Bund Koriandergrün • ½ Bund Minze • ½ Bund vietnamesische Minze (ersatzweise Thai-Minze) • 1 kleine Chili • 50 g geröstete Erdnusskerne • 24 mittelgroße Garnelen (küchenfertig ohne Schale) • 4 EL Erdnussöl
Für die Marinade der Garnelen: 2 TL Zucker • 4 TL Tamarisauce • 4 TL Fischsauce
Für das Dressing: 1 Limette • 3 EL Zucker • 4 EL Fischsauce • 2 EL Knoblauchöl ***(siehe Seite 68)*** *• 4 Thai Birdeye Chilis (ersatzweise rote Chilis) nach Belieben*

Für 4 Personen • 30 Min. Zubereitung
Pro Portion ca. 520 kcal, 35 g E, 24 g F, 37 g KH, 4 g BS

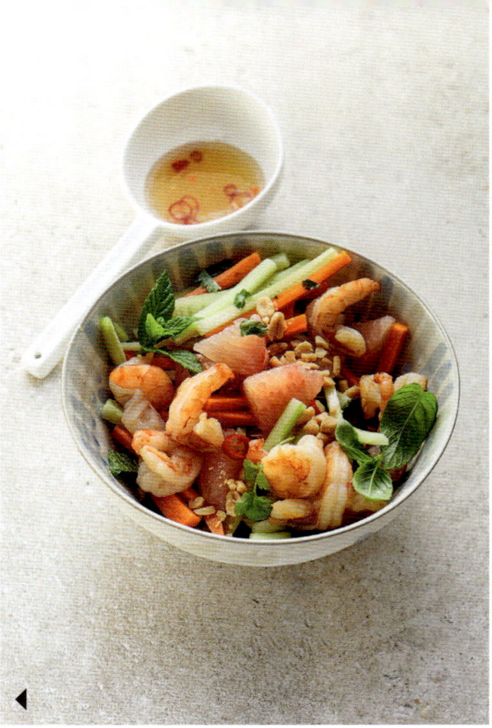

1. Die Grapefruit schälen, alle Membranen entfernen und das Fruchtfleisch in Stücke zerteilen. 1 Std. kühl stellen. Die Möhren schälen und am besten mit einem Julienneschneider in dünne Stifte schneiden, ebenso mit den Gurken verfahren. Beides für ca. 30 Min. in kaltes Wasser legen.
2. Die Kräuter waschen, trocken schütteln und klein schneiden. Die Chili waschen, mit Handschuhen entkernen und klein hacken. Die Erdnüsse in einem Mörser zerkleinern.
3. Für die Marinade den Zucker mit der Tamari- und der Fischsauce vermengen.
4. Die Garnelen waschen und mit Küchenpapier abtupfen. Erdnussöl in einer großen Pfanne erhitzen und die Garnelen auf jeder Seite mind. 1 Min. anbraten, zum Schluss die Marinade darübergießen. Die Garnelen sollen vollständig benetzt sein.
5. Für das Dressing die Limette halbieren und auspressen. Zucker, 4 EL Limettensaft, Fischsauce, selbst gemachtes Knoblauchöl und je nach gewünschter Schärfe die Birdeye Chilis vermengen.
6. Grapefruit, Möhren, Gurken, Kräuter und Chili in einer großen Schüssel vermengen, das Dressing darübergießen und unterheben. Die Garnelen auf den Salat setzen und mit Erdnüssen bestreuen.

LACHS AUF LAUCH

LEICHTER L(A)U(N)CH

6 Stangen Lauch • ½ Zitrone • 200 g laktosefreier Sauerrahm • Salz • Pfeffer • 1 Prise Muskatnuss • 4 Lachsfiletstücke ohne Haut (je ca. 5 cm breit)
Außerdem: etwas Butter für die Form

Für 4 Personen • 45 Min. Zubereitung
Pro Portion ca. 395 kcal, 34 g E, 25 g F, 6 g KH, 2,5 g BS

1. Ofen auf 180° vorheizen. Den Lauch waschen, putzen und die grünen Teile in Ringe schneiden. Eine feuerfeste Form einfetten. Die Zitrone auspressen. Den Lauch in die Form geben. Zitronensaft, Sauerrahm, Salz, Pfeffer und Muskat untermischen.
2. Die Lachsfilets waschen und mit Küchenpapier abtupfen. Auf beiden Seiten salzen und pfeffern und auf den Lauch geben. Die Form auf der 2. Schiene von unten in den Ofen schieben und den Fisch ca. 25 Min. braten. Dazu passt Kartoffelpüree.

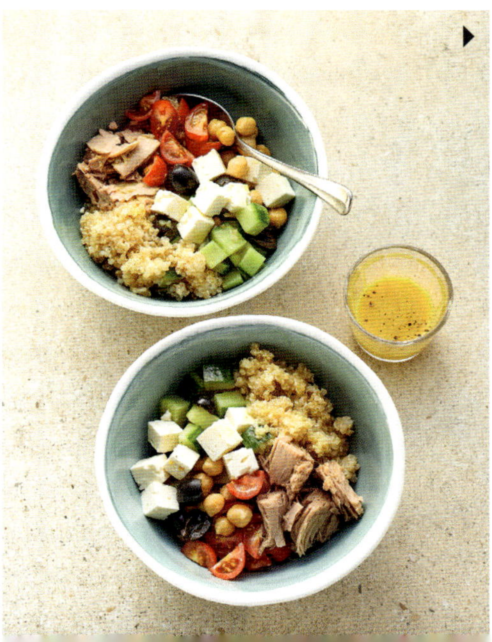

QUINOA-THUNFISCH-BOWL

FÜR EIN ENTSPANNTES BAUCHGEFÜHL

150 g Quinoa • ½ Limette • 2 EL Olivenöl • 2 TL Weißweinessig • 1 TL mittelscharfer Senf • 1 TL Zucker • Salz • Pfeffer • 50 g Kichererbsen (Dose) • 140 g Thunfisch in Salzlake (Dose) • ½ Salatgurke • 14 Kirschtomaten • 200 g Schafskäse (Feta) • 1 Handvoll schwarze Oliven

Für 4 Personen • 30 Min. Zubereitung
Pro Portion ca. 415 kcal, 22 g E, 21 g F, 30 g KH, 4,5 g BS

1. Die Quinoa in einem Sieb waschen und nach Packungsangabe weich kochen.
2. Für das Dressing die Limette auspressen. Öl, Essig, 1 TL Limettensaft, Senf und Zucker gut vermengen und mit Salz und Pfeffer abschmecken.
3. Kichererbsen und Thunfisch abtropfen lassen, Gurke waschen und in kleine Würfel schneiden. Tomaten waschen und vierteln. Schafskäse in Würfel schneiden.
4. Quinoa, Gurke, Tomaten, Fetawürfel, Kichererbsen, Oliven und Thunfisch in einer großen Schüssel vermengen. Das Dressing darübergießen und unterheben, bis alles gut benetzt ist, noch lauwarm servieren.

REISNUDELN MIT MANGOLD

VOLLER GESUNDER INHALTSSTOFFE

30 g Sesam • 2 rote Paprika • 300 g Mangold • 500 g Hühnerbrust • 1 Stück Ingwer (2 cm) • 2 EL Sesamöl • 200 ml Gemüsebrühe ***(siehe Seite 62)*** *• 2 TL sehr trockener Sherry (ersatzweise Tamarisauce) • 2 TL Fischsauce • Salz • Pfeffer • 200 g Reisnudeln • ½ Bund Koriandergrün*

Für 4 Personen • 35 Min. Zubereitung
Pro Portion ca. 435 kcal, 35 g E, 10 g F, 46 g KH, 5 g BS

1. Sesam in einem Wok ohne Fett bei mittlerer Hitze rösten, bis er schwitzt, dann beiseitestellen. Paprika und Mangold waschen, putzen und in mundgerechte Stücke schneiden. Hühnerbrust waschen, trocken tupfen und in dünne Streifen schneiden. Ingwer waschen und klein würfeln.
2. Sesamöl im Wok erhitzen und das Fleisch mit dem Ingwer scharf anbraten. Dann das Gemüse dazugeben und bei reduzierter Hitze mitbraten. Die Gemüsebrühe anrühren. Fleisch mit Brühe, Sherry und Fischsauce ablöschen, etwa 5 Min. leicht köcheln. Mit Salz und Pfeffer abschmecken.
3. Nudeln nach Packungsangabe mit Wasser übergießen, ziehen und abtropfen lassen.
4. Koriander waschen, trocken schütteln und klein hacken. Sesam und Reisnudeln mit Gemüse und Fleisch vermengen und mit Koriander bestreut servieren.

SCHARFES SÜSSKARTOFFELRISOTTO

GEGENSÄTZE ZIEHEN SICH AN

2 große Süßkartoffeln • 1 EL Rapsöl • Salz • Pfeffer • 2 Birdeye Chilis (ersatzweise rote Chilis) • 1 Bund glatte Petersilie • 1 Zitrone • 150 g Spinat • 3 EL Zwiebel- und Knoblauchöl ***(siehe Seite 68)*** *• 400 g Kurzkorn-Risottoreis • 2 l Gemüsebrühe* ***(siehe Seite 62)*** *• 50 g Parmesan • 2 EL Pinienkerne*

Für 4 Personen • 35 Min. Zubereitung
Pro Portion ca. 730 kcal, 15 g E, 19 g F, 118 g KH, 6,5 g BS

1. Backofen auf 200° vorheizen. Ein Backblech mit Backpapier belegen. Die Süßkartoffeln schälen und in mundgerechte Stücke schneiden. Kartoffelwürfel in einer Schüssel mit dem Rapsöl so vermengen, dass alle bedeckt sind. Auf dem Backblech verteilen, mit Salz und Pfeffer würzen und 20 Min. im Ofen rösten. Danach im Ofen lassen, damit sie warm bleiben.
2. Die Chilis aufschneiden, entkernen und klein hacken, Handschuhe nicht vergessen! Die Petersilie waschen, trocken schütteln und klein hacken. Die Zitrone waschen und vierteln. Spinat waschen, verlesen und in schmale Streifen schneiden.
3. Das selbst gemachte Zwiebel- und Knoblauchöl erhitzen und die Chilis 2 Min. anbraten. Anschließend den Risottoreis dazugeben und 1 Min. mit anbraten. Die Gemüsebrühe zubereiten und unter steti-

gem Rühren nach und nach kleine Mengen Brühe zum Reis geben, bis die gesamte Flüssigkeit aufgenommen ist. Die Reiskörner sollten noch bissfest sein. Das dauert 20–25 Min. Dann vom Herd nehmen.

4. Den Parmesan reiben. Die Süßkartoffelwürfel mit dem Parmesan und dem Spinat in den Risotto rühren. Mit Salz und Pfeffer abschmecken. Den Risotto auf Tellern verteilen und mit den Zitronenvierteln, Petersilie und Pinienkernen garnieren.

GERÖSTETES GEMÜSE MIT FRISCHEM SPINAT

PERFEKT ALS VORSPEISE ODER BEILAGE

*2 kleine Zucchini • je 1 orangefarbene und gelbe Paprika • 1 kleine Aubergine • 300 g Hokkaido-Kürbis • Salz • 2 EL Knoblauchöl **(siehe Seite 68)** • Schnelle Vinaigrette **(siehe Seite 87)** • 100 g Spinat • Pfeffer • Sonnenblumenkerne (nicht mehr als 15 g pro Person)*

Für 4 Personen • 1 Std. Zubereitung
Pro Portion ca. 285 kcal, 4 g E, 20 g F, 17 g KH, 5,5 g BS

1. Ofen auf 200° Umluft vorheizen. Zwei Backbleche mit Backpapier auslegen. Das Gemüse außer dem Spinat waschen und putzen. Die Zucchini in Scheiben schneiden. Die Paprika entkernen und in mundgerechte Stücke schneiden.
2. Die Aubergine in Würfel schneiden, salzen und ca. 30 Min. in einem großen Sieb ziehen lassen. Anschließend mit Küchenpapier trocken tupfen. Den Kürbis mit Schale in max. daumendicke Stücke schneiden.
3. In einer großen Schüssel das Gemüse mit dem selbst gemachten Knoblauchöl mischen und anschließend auf die Backbleche verteilen. Ca. 20 Min. im Ofen backen, nach 10 Min. wenden. Wenn das Gemüse weich ist, aus dem Ofen nehmen und abkühlen lassen.
4. Die Vinaigrette nach Rezept zubereiten. Spinat waschen, verlesen und trocken schleudern. Den Spinat in einer Schüssel langsam unter das Gemüse heben, mit der Vinaigrette begießen und mit Salz und Pfeffer abschmecken. Sonnenblumenkerne nach Belieben darüberstreuen.

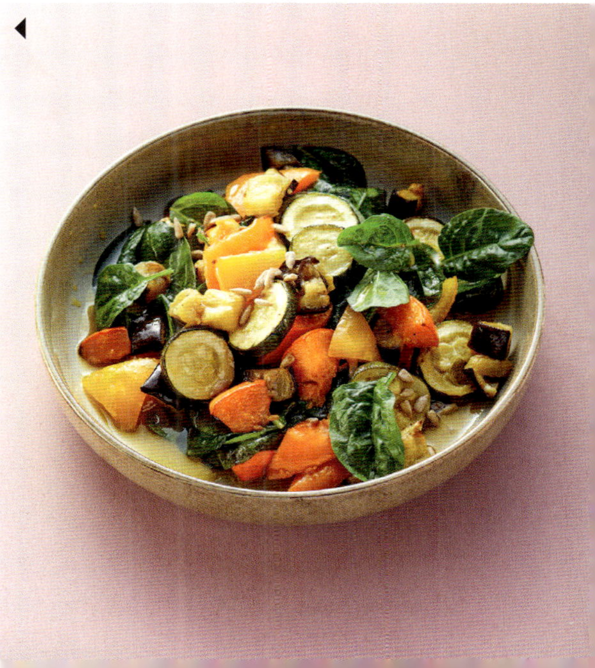

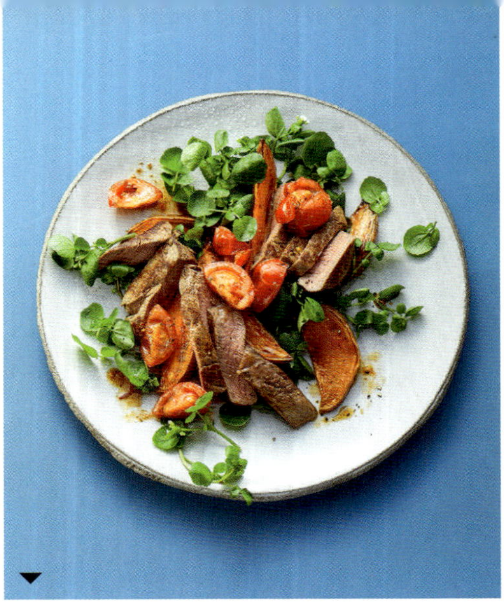

TAGLIATA MIT SÜSSKARTOFFELN

FODMAP-ARM FÜR GENIESSER

800 g Rinderfilet (ersatzweise Rumpsteak) • 200 g Kirschtomaten • 2 große Süßkartoffeln • 2 Zweige Rosmarin • 7 EL Olivenöl (zum Erhitzen geeignet) • Salz • Pfeffer • 2 EL Aceto balsamico bianco • ½ TL Sambal Oelek (indonesische Würzsauce) • 1 TL getrockneter Oregano • 200 g Brunnenkresse

Für 4 Personen • 40 Min. Zubereitung
Pro Portion ca. 570 kcal, 45 g E, 26 g F, 33 g KH, 5,5 g BS

1. Backofen auf 200° vorheizen. Das Fleisch waschen, mit Küchenpapier abtupfen und in 4 gleich große Scheiben schneiden. Tomaten waschen und vierteln. Süßkartoffeln waschen, halbieren und mit Schale in Spalten schneiden. Rosmarin waschen, trocken schütteln, die Nadeln abstreifen und klein hacken.
2. Die Süßkartoffeln mit 2 EL Olivenöl, Rosmarin, Salz und Pfeffer vermengen und anschließend auf ein mit Backpapier ausgelegtes Backblech verteilen. Für 20 Min. in den vorgeheizten Ofen schieben und backen, nach 10 Min. wenden. Aus dem Ofen nehmen und beiseitestellen.
3. Währenddessen 4 EL Olivenöl, Essig, Sambal Oelek und Oregano mischen und zu einer Marinade verarbeiten, mit Salz und Pfeffer abschmecken.
4. Das Fleisch rundum salzen und pfeffern, 1 EL Olivenöl in einer Pfanne bei mittlerer Hitze erwärmen. Das Fleisch in die Pfanne geben und 2–3 Min. von jeder Seite braten, bis eine leichte Kruste entsteht. Nun die Fleischstücke auf ein Backblech legen und 6–8 Min. im Ofen weitergaren. Sobald das Fleisch fertig ist, aus dem Ofen nehmen und 5 Min. ruhen lassen.
5. Die Marinade sowie die Tomaten in dieselbe Pfanne geben, in der das Fleisch gebraten wurde. Bei geringer Hitze kurz anschwitzen.
6. Nun die Fleischstücke entlang der Fleischfasern in dünne Scheiben schneiden.
7. Die Brunnenkresse waschen und auf den Tellern verteilen. Fleischscheiben und Süßkartoffelspalten daraufsetzen. Zum Schluss mit Tomaten verzieren und mit der lauwarmen Marinade aus der Pfanne beträufeln.

GRÜNE SALATE & DRESSINGS

Im Grunde sind grüne Blattsalate FODMAP-arm. Da zu viel Rohkost aber unabhängig vom FODMAP-Gehalt nicht so gut verträglich ist, sollten Sie bei Salat vorsichtig sein. Probieren Sie aus, wie viel Salat Ihnen guttut. Dann können Sie verschiedene Sorten wie Kopfsalat, Rucola oder Endivie nach Belieben mixen, mit Gurken, Tomaten, Möhren, Oliven und Paprika kombinieren und mit einem leckeren Dressing anrichten. Ein paar Dressingvorschläge für je 4 Portionen finden Sie hier.

SCHNELLE VINAIGRETTE

60 ml Olivenöl (extra vergine), 20 ml Weißweinessig, 1 TL Dijonsenf, 1 TL Zucker, Salz, Pfeffer

Alle Zutaten in eine Flasche mit Deckel und breitem Ausguss geben, gut schütteln – und fertig. Diese Vinaigrette hält sich im Kühlschrank bis zu zwei Wochen. Es empfiehlt sich, gleich die doppelte oder dreifache Menge herzustellen, so haben Sie immer ein Dressing auf Vorrat.

RAFFINIERTE VINAIGRETTE

60 ml Öl (z. B. Olivenöl, Sesamöl, Rapsöl oder Kürbiskernöl), 20 ml Zitronensaft, 1 TL süßer Senf oder grobkörniger Senf, 1 EL klein gehackte Kräuter (z. B. Oregano, Basilikum, Schnittlauch, ersatzweise getrocknete Salatkräuter), ein paar Spritzer Flüssigwürze, 1 TL Zucker, Salz, Pfeffer

Alle Zutaten in einer Flasche mit Deckel und breitem Ausguss vermengen und gut schütteln. Diese Vinaigrette hält sich im Kühlschrank bis zu zwei Wochen. Auch hier kann wieder eine größere Menge als Vorrat zubereitet werden. Abgefüllt in dekorative Flaschen, sind die Dressings auch praktische Gastgeschenke.

CAESAR'S DRESSING

100 ml laktosefreie Milch, 2 TL und 6 EL Zitronensaft, 250 ml selbst gemachtes Knoblauchöl (siehe Seite 68), *70 g geriebener Parmesan, ca. 12 kleine Sardellen, in Öl eingelegt (darauf achten, dass keine weiteren Zutaten angegeben sind), 1½ EL Dijonsenf, 1½ EL Worcestersauce, Salz, Pfeffer*

Die Milch mit 2 TL Zitronensaft vermengen und in einem hohen Gefäß kurz stocken lassen. Nun den restlichen Zitronensaft, das Öl, Parmesan, Sardellen, Senf, Worcestersauce, Salz und Pfeffer zugeben und mit einem Pürierstab zu einer glatten Sauce verarbeiten. Falls die Sauce zu dick ist, kann gerne etwas Wasser zugegeben werden. Die Sauce hält im Kühlschrank mindestens drei Tage.

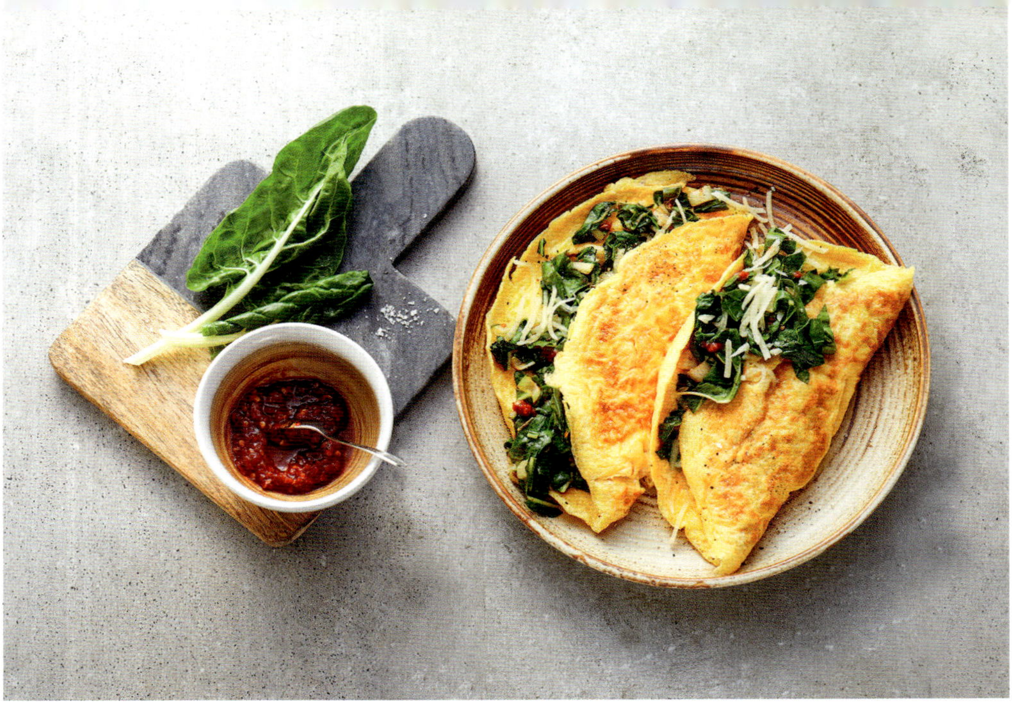

KLEINE GERICHTE – BEKÖMMLICH UND LECKER

Genießen Sie Ihre neue Ernährung! Experimentieren Sie nach Herzenslust und Sie werden feststellen, dass die FODMAP-arme Küche Ihnen kaum einen spürbaren Verzicht abverlangt. Vom Frühstück, über die Kaffeetafel bis zum Dessert können Sie sich und Ihre Lieben mit FODMAP-armen Gerichten verwöhnen, ohne dass Ihnen etwas fehlen wird. Auch für eine kleine Zwischenmahlzeit ist mit unseren Rezeptideen gesorgt. Probieren Sie doch einmal die Shakshuka von **Seite 92,** die zu jeder Tageszeit schmeckt, oder, wenn Sie es leichter mögen, den Obstsalat von **Seite 93**. Auch Brot backen ist gar nicht so schwer, wie Sie vielleicht dachten. Ein selbst gebackenes Brot schmeckt gleich noch mal so gut und beim Belegen können Sie Ihrer Fantasie freien Lauf lassen.

EMMENTALER-MANGOLD-OMELETTE

FÜRS SONNTAGSFRÜHSTÜCK

600 g Mangold • 2 EL Rapsöl • 1 TL Sambal Oelek (scharfe indonesische Würzsauce, nach Belieben) • 150 g Emmentaler • 10 Eier • Salz • Pfeffer

Für 4 Personen • 15 Min. Zubereitung
Pro Portion ca. 385 kcal, 28g E, 27 g F, 3 g KH, 3 g BS

1. Mangold waschen, putzen, trocken schütteln und in Stücke schneiden. Das Öl erhitzen und den Mangold anbraten, nach Belieben das Sambal Oelek dazugeben. Den Mangold dann in eine Schüssel umfüllen.
2. Den Käse reiben. In einer Schüssel Eier, ¼ des Käses, Salz und Pfeffer verrühren.
3. Die Pfanne erneut erhitzen, ¼ der Eimasse zugeben und stocken lassen, dabei die Pfanne immer wieder leicht kippen, damit Flüssigkeit unter das schon gestockte Ei fließen kann. Nun ¼ des Mangolds auf eine Hälfte des Omeletts geben, ¼ des verbliebenen Käses darüberstreuen, das Omelett in der Hälfte falten und gleich servieren. Dann die restlichen drei Omeletts zubereiten. **(Siehe Foto Seite 88)**

CHILISAUCEN

Sambal Oelek ist die FODMAP-arme Alternative zur thailändischen Siracha-Sauce.

PFANNKUCHEN MIT BANANEN

SCHMECKT NICHT NUR KINDERN

120 g FODMAP-armes Mehl • 150 g Haferflocken • 50 g brauner Zucker • 2 TL Weinsteinbackpulver • 1 Prise Zimtpulver • 200 g laktosefreier Joghurt • 175 ml laktosefreie Milch • 2 Eier • 1 Pck. Vanillezucker • 2 Bananen • 50 g weiche Butter • reiner Ahornsirup (nach Belieben)
Außerdem: *etwas Öl für die Pfanne*

Für 4 Personen • 20 Min. Zubereitung
Pro Portion ca. 615 kcal, 13 g E, 26 g F, 77 g KH, 5 g BS

1. Mehl, Haferflocken, Zucker, Weinsteinbackpulver und Zimt vermengen. In einer anderen Schüssel Joghurt, Milch, Eier und Vanillezucker verrühren. Bananen schälen und mit einer Gabel zerdrücken.
2. Nach und nach die Mehlmischung zur Joghurtmischung geben und gut verrühren. Bananen und Butter unterheben.
3. Das Öl in einer Pfanne erhitzen und nacheinander 8 Pfannkuchen backen. Mit Sirup oder einem Extraklecks Joghurt servieren.

FODMAP-ARMES MEHL

Mischen Sie 280 g Reismehl, 300 g Kartoffelstärke, 220 g Tapioca-Mehl und 1 TL Xanthan in einer verschließbaren Schüssel. Dieses Mehl ist an einem kühlen Ort ca. zwei Wochen haltbar. Weitere FODMAP-arme Mehle finden Sie auf **Seite 55**.

PORRIDGE

MIT DEM AROMA DES ORIENTS

30 g Haferflocken • 200 ml Mandeldrink • 3 Kardamomkapseln • ½ Banane • 1 Kiwi • 1 Handvoll Heidelbeeren

Für 1 Person • 5 Min. Zubereitung
Pro Portion ca. 270 kcal, 6 g E, 5 g F, 43 g KH, 9 g BS

1. Haferflocken mit Mandeldrink und Kardamomkapseln in einen kleinen Topf geben und bei geringer Hitze kochen, regelmäßig umrühren, bis der Porridge eingedickt ist.
2. Banane und Kiwi schälen und in Scheiben schneiden, Heidelbeeren waschen und abtrocknen.
3. Vor dem Servieren die Kardamomkapseln entfernen und den Haferbrei mit Banane, Kiwi und Blaubeeren garnieren.

DAS PERFEKTE RÜHREI MIT SPECK

FRÜHSTÜCKSKLASSIKER

1 Tomate • 1 Stängel Basilikum • 4 Eier • 12 EL laktosefreie Milch • Salz • Pfeffer • 4 Scheiben Frühstücksspeck
Außerdem: etwas Butter für die Pfanne

Für 4 Personen • 15 Min. Zubereitung
Pro Portion ca. 170 kcal, 9 g E, 13 g F, 3 g KH, 0 g BS

1. Tomate waschen, von den Stielansätzen befreien und in Würfel schneiden. Basilikum waschen, trocken schütteln und die Blätter abzupfen.
2. Eier und Milch mit einem Schneebesen verrühren. Die Butter in einer Pfanne erhitzen, aber nicht zu heiß werden lassen, da sie sonst braun wird.
3. Die Tomatenwürfel zugeben und mit 4–5 Basilikumblättern sanft anbraten. Nun die Eimasse, Salz und Pfeffer in die Pfanne geben und bei mittlerer Hitze langsam stocken lassen. Immer wieder mit einem Kochlöffel in kleine Stücke teilen und wenden. Das Rührei ist fertig, wenn kaum noch flüssige Anteile vorhanden sind.
4. In einer zweiten Pfanne den Frühstücksspeck bei mittlerer Hitze knusprig braten, anschließend aus der Pfanne nehmen und auf einem Küchenpapier vom überflüssigen Fett befreien. Mit dem Rührei anrichten und mit Basilikum garnieren.

▲
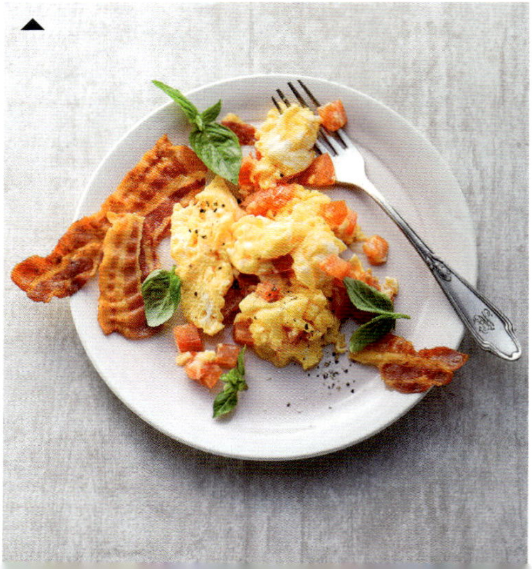

KNUSPRIGES BROT

BROT GEHT AUCH OHNE WEIZEN

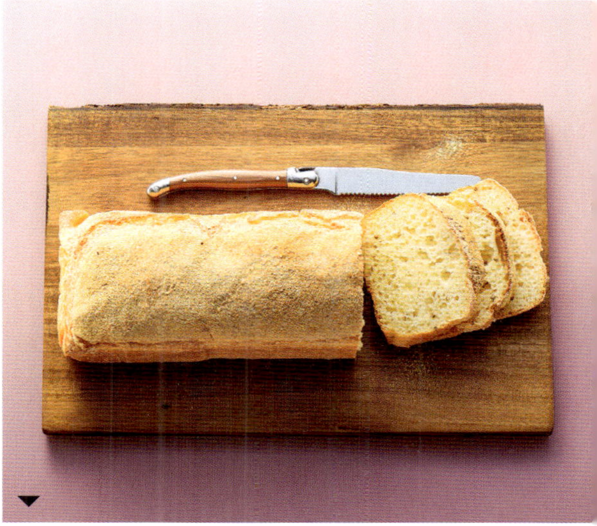

60 g Polenta • 500 g FODMAP-armes Mehl ***(siehe Seite 89)*** *• 30 g Puderzucker • 10 g Trockenhefe • 10 g Salz • Koriandersamen (nach Belieben) • 400 ml laktosefreie Milch • 1 Ei • 1 TL Weißweinessig*
Außerdem: etwas Polenta zum Bestäuben • 1 Kastenform • etwas Olivenöl für die Form

Für 1 Laib • 20 Min. Zubereitung • 1 Std. Gehen • 40 Min. Backen
Pro Laib ca. 2540 kcal, 42 g E, 26 g F, 515 g KH, 12 g BS

1. 45 g der Polenta mit 175 ml Wasser in einer kleinen Pfanne vermengen. Unter ständigem Rühren zum Kochen bringen, anschließend die Hitze reduzieren. Wenn eine dicke Masse entstanden ist, Pfanne vom Herd nehmen und abkühlen lassen.
2. Währenddessen die Kastenform einfetten und mit etwas Polenta bestäuben.
3. Mehl, die restlichen 15 g Polenta, Puderzucker, Hefe, Salz und nach Belieben Koriandersamen mischen. Die Polenta dazugeben und alles gut vermengen. Zum Schluss eine kleine Mulde in der Mitte bilden.
4. Milch, Ei und Essig mit einem Schneebesen vermengen. Diese Flüssigkeit nach und nach in die Mulde gießen und alles zu einem weichen Teig verarbeiten. Am besten geht dies mit einem Kochlöffel, da die Masse zu weich ist, um sie zu kneten.
5. Den Teig in die Form füllen und das Brot mit einem Messer schräg einschneiden. Für mind. 1 Std. an einen warmen Ort zum Gehen stellen.
6. Inzwischen den Ofen auf 220° vorheizen. Sobald der Teig ausreichend aufgegangen ist, ein wenig Polenta daraufstreuen und das Brot 35–40 Min. backen. Sollten Sie einen Brotbackautomaten haben, benutzen Sie das 3-Stunden-Programm.

BELEGTE BROTE

Für ein deftiges Frühstück oder ein kleines Abendessen bestreichen Sie eine Scheibe des knusprigen Brots mit etwas Butter und belegen es zum Beispiel mit Kochschinken. Garnieren können Sie nach Geschmack mit Senf, Essiggurken und Radieschen.

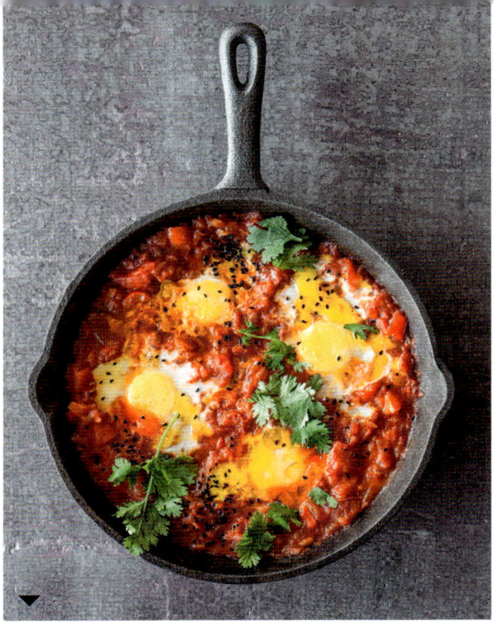

SHAKSHUKA

ORIENTALISCHES FRÜHSTÜCK

*3 Frühlingszwiebeln • 5 reife Tomaten (ersatzweise stückige Tomaten aus der Dose) • je 2 orangefarbene und rote Paprika • 2 Kardamomkapseln • 3 EL Knoblauchöl **(siehe Seite 68)** • 1 TL Kreuzkümmel (nach Belieben) • 1 TL Paprikapulver • Salz • Pfeffer • 4 Eier*

Für 4 Personen • 40 Min. Zubereitung
Pro Portion ca. 200 kcal, 8 g E, 13 g F, 9 g KH, 5 g BS

1. Die Frühlingszwiebeln waschen, putzen und die grünen Teile in dünne Ringe schneiden. Tomaten überbrühen, die Haut abziehen und das Fruchtfleisch würfeln. Paprika waschen, entkernen und in Stücke schneiden. Kardamomkapseln öffnen, Samen im Mörser zerreiben.
2. Das selbst gemachte Öl in einem großen Topf erhitzen und die Frühlingszwiebeln leicht anbraten. Die Paprikastückchen zugeben und weitere 5 Min. anbraten. Dann Tomaten und Gewürze zugeben und ca. 20 Min. offen köcheln lassen oder bis das Gemüse zu einer dickflüssigen Masse reduziert ist.
3. In die Tomatenmasse kleine Mulden drücken. In jede Mulde ein komplettes Ei schlagen und bei reduzierter Hitze mit geschlossenem Deckel so lange kochen, bis die Eier gestockt sind. Dazu passt das knusprige Brot von **Seite 91**. Man kann dieses Gericht auch als Hauptmahlzeit mit Feta und etwas Petersilie servieren.

FRÜHSTÜCKSSMOOTHIE

WENN'S MAL SCHNELL GEHEN MUSS

90 g Netzmelone • ½ Kiwi • ½ Limette • 250 ml laktosefreie Milch (ersatzweise laktosefreier Joghurt) • 1 EL Ahornsirup

Für 1 Person • 5 Min. Zubereitung
Pro Portion ca. 270 kcal, 9 g E, 10 g F, 33 g KH, 2 g BS

1. Melone und Kiwi schälen und das Fruchtfleisch in grobe Stücke schneiden. Limette auspressen. Früchte mit der Milch, Sirup und 1 EL Limettensaft in den Mixer geben.
2. Smoothie gut durchmixen und frisch genießen, da sich die Bestandteile sonst schnell wieder trennen.

FRISCHER OBSTSALAT

VITAMINKICK

¼ Pomelo • 150 g Erdbeeren • 2 Kiwis • 2 Bananen • 20 kernlose Weintrauben • ½ Limette • Zucker

Für 4 Personen • 25 Min. Zubereitung
Pro Portion ca. 130 kcal, 2 g E, 1 g F, 24 g KH, 4 g BS

1. Die Früchte waschen beziehungsweise schälen und in Stücke schneiden. Dann in einer mittelgroßen Schüssel vermengen.
2. Die Limette auspressen und den Saft über das Obst geben. Mit Zucker abschmecken. Als Dessert passt zu diesem Salat eine Kugel laktosefreies Vanilleeis.

PFANNKUCHEN MIT CREMIGER FÜLLUNG

PERFEKTES SOMMERDESSERT

Für die Pfannkuchen: 4 Eier • 4 TL Zucker • 300 g FODMAP-armes Mehl ***(siehe Seite 89)*** *•*
500 ml laktosefreie Milch • 4 EL Rapsöl
Für die Füllung: 600 g Erdbeeren (frisch oder TK) • 6 EL laktosefreier Joghurt • 4–6 TL Puderzucker • 1 Stängel Zitronenmelisse (ersatzweise Minze)

Für 4 Personen • 20 Min. Zubereitung
Pro Portion ca. 625 kcal, 15 g E, 21 g F, 88 g KH, 4 g BS

1. Für die Pfannkuchen Eier mit Zucker schaumig rühren, langsam das gesiebte Mehl und im Wechsel dazu die Milch dazugeben und rühren, bis ein glatter, aber noch flüssiger Teig entsteht.
2. Für die Füllung Erdbeeren gegebenenfalls waschen und in kleine Stücke schneiden. Anschließend mit Joghurt und Puderzucker nach Geschmack vermengen. Die Melisse waschen, trocken schütteln, einige Blätter abzupfen und klein schneiden. Melisse zu den Erdbeeren geben und kühl stellen.
3. Etwas Öl in einer beschichteten Pfanne erhitzen und nach und nach dünne Pfannkuchen ausbacken. Die Erdbeercreme auf die Pfannkuchen verteilen, diese aufrollen und sofort servieren.

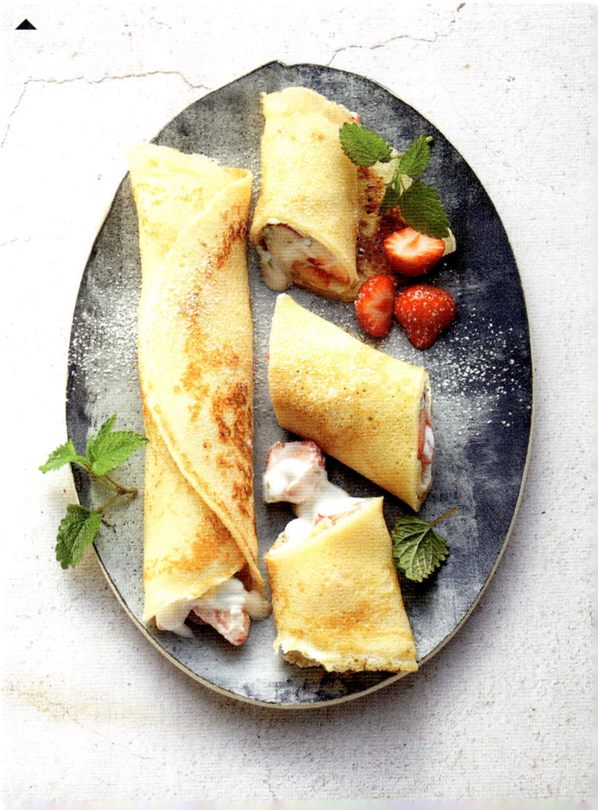

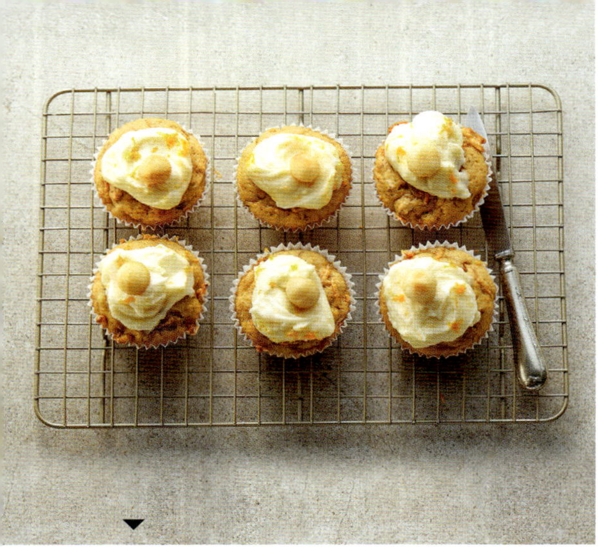

RÜBLIKUCHEN

FODMAP-ARMER KUCHENGENUSS

250 g FODMAP-armes Mehl ***(siehe Seite 89)*** *• 100 g brauner Zucker • 2 TL Weinsteinbackpulver • ½ TL Zimtpulver • 1 Prise Muskatnuss • 1 Prise Piment • 2 Möhren (ca. 160 g) • 2 mittelgroße Bananen • 50 g gehackte Pecannusskerne • 2 Eier (L) • 125 ml Rapsöl (ersatzweise Sonnenblumenöl) • 12 geröstete Macadamianusskerne*

Für die Frischkäsecreme: 50 g weiche Butter • 100 g laktosefreier Frischkäse • 1 Bio-Orange • 100 g Puderzucker

Außerdem: 12er-Muffinform • 12 Muffin-Papierförmchen

Für 12 Muffins • 40 Min. Zubereitung
Pro Muffin ca. 370 kcal, 3 g E, 21 g F, 38 g KH, 2 g BS

1. Den Ofen auf 180° vorheizen. Mehl, Zucker, Weinsteinbackpulver, Zimt, Muskat und Piment in eine große Schüssel geben und gut vermengen.
2. Möhren schälen und grob reiben. Bananen schälen und zerdrücken. Mit Pecannüssen, Eiern und Öl zur Mehlmischung geben und alles zu einem glatten Teig verarbeiten. Die Muffinform mit Papierförmchen auskleiden.
3. Den Teig in die Förmchen füllen und 20–25 Min. auf der mittleren Schiene backen. Um zu testen, ob die Muffins fertig sind, einen Zahnstocher benutzen: Wenn Teig daran kleben bleibt, die Backzeit verlängern. Anschließend die Muffins auf einem Kuchengitter abkühlen lassen.
4. Für die Creme die Butter und den Frischkäse in eine Schüssel geben und mit dem Handmixer ca. 1 Min. glatt rühren. Die Orange waschen und die Schale abreiben. Puderzucker und Orangenabrieb zur Käsecreme geben und ca. 1 Min. weiterrühren.
5. Die Creme gleichmäßig auf den abgekühlten Muffins verteilen und jeden Muffin mit einer Macadamianuss garnieren.

WEINSTEINBACKPULVER

Weinsteinbackpulver ist im Gegensatz zum normalen Backpulver meistens glutenfrei. Für die FODMAP-arme Ernährung ist dies aber nicht zwingend notwendig. Wenn Sie mit Gluten kein Problem haben, können Sie auch haushaltsübliches Backpulver verwenden.

SCHOKOLADENKUCHEN

ERWÄRMT DAS HERZ JEDER NASCHKATZE

2 TL lösliches Kaffeepulver • 200 g FODMAP-armes Mehl **(siehe Seite 89)** *• 300 g Zucker • 40 g ungesüßtes Kakaopulver • 2 TL Weinsteinbackpulver • Salz • 1 Ei (L) • 80 ml Sonnenblumenöl • 1 Pck. Vanillezucker • 200 ml laktosefreie Milch • 1 Handvoll Himbeeren*

Für die Creme: 250 g laktosefreie Halbbitter-Schokolade (mind. 50 % Kakaogehalt) • 250 g laktosefreie Sahne

Außerdem: 1 Springform mit 21 cm Ø • etwas Fett und etwas Kakaopulver für die Form

Für 1 Kuchen (8 Stücke) • 40 Min. Zubereitung • 45 Min. Backen • 1 Std. 30 Min. Kühlen
Pro Stück ca. 660 kcal, 6 g E, 33 g F, 77 g KH, 5 g BS

1. Den Ofen auf 175° vorheizen. Die Springform einfetten und mit etwas Kakaopulver ausstreuen.
2. Lösliches Kaffeepulver in 180 ml kochendes Wasser einrühren. Mehl, Zucker, Kakaopulver, Backpulver und 1 Prise Salz in einer großen Schüssel vermengen. Das Ei aufschlagen, mit Öl, Vanillezucker und Milch zur Mehlmischung dazugeben. Alles mit dem Rührgerät zu einem glatten Teig verarbeiten. Den heißen Kaffee nach und nach dazugießen. Je länger man rührt, desto lockerer wird der Kuchen.
3. Den Teig in die Form füllen und 40–45 Min. backen. Mit einem Zahnstocher die Garprobe machen, es sollte kein Teig am Zahnstocher hängen bleiben. Den fertigen Kuchen mind. 20 Min. abkühlen lassen und dann auf ein Kuchengitter setzen.
4. In der Zwischenzeit für die Creme die Schokolade reiben. Die Sahne in einem kleinen Topf langsam erhitzen, aber nicht kochen. Vom Herd nehmen und die Schokolade zugeben. Die Schokolade bei geschlossenem Deckel in der heißen Sahne schmelzen lassen. Das dauert ca. 5 Min. Anschließend langsam verrühren, bis eine dicke Creme entstanden ist. Die Creme 1 Std. 30 Min. im Kühlschrank abkühlen lassen, bis sie eine zähe, aber noch streichbare Konsistenz hat. Dann gleichmäßig auf dem Kuchen verteilen. Himbeeren waschen und den Kuchen damit garnieren.

▲

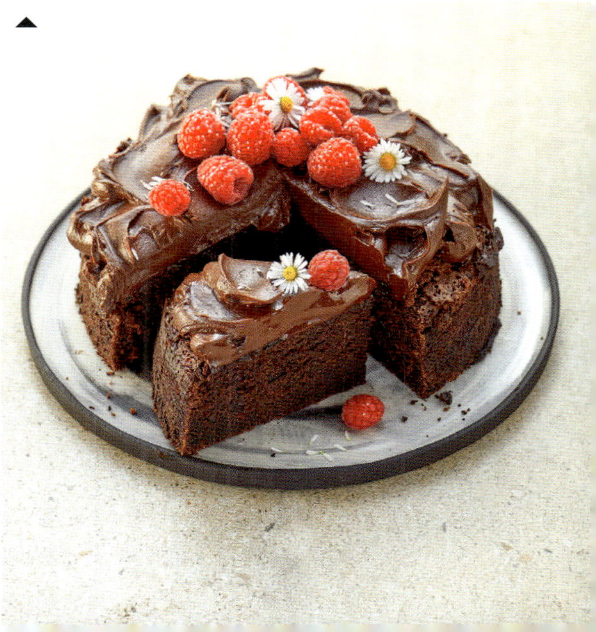

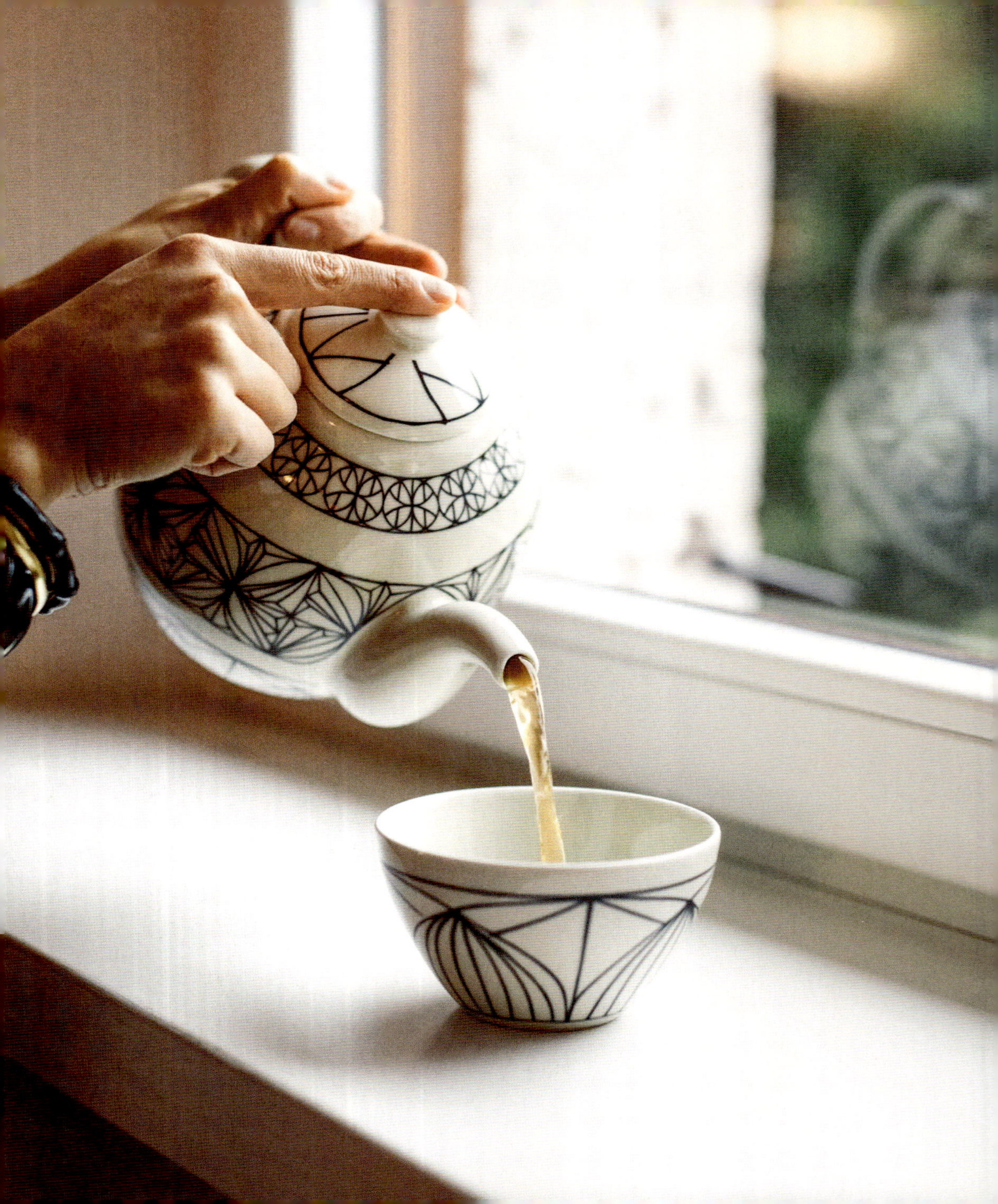

DEN REIZDARM GANZHEITLICH BERUHIGEN

Lindern Sie mit dem Reizdarmprogramm aktiv Ihre Symptome. Wir zeigen Ihnen, wie Sie mit etwas Geduld und Ausdauer die neuesten wissenschaftlichen Erkenntnisse effektiv umsetzen können.

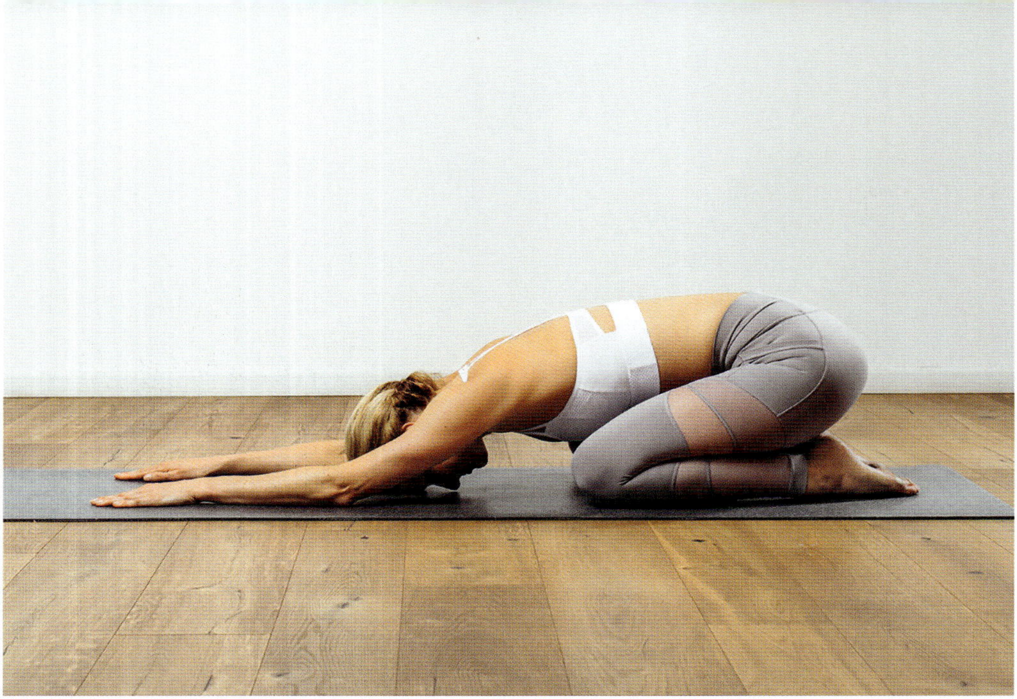

BASISTHERAPIE

Das Reizdarmspektrum hat, wie wir gesehen haben, verschiedenste Ursachen, die ein buntes Bild an Symptomen entstehen lassen. Deshalb ist zur Behandlung eine Strategie sinnvoll, die unterschiedliche Wirkmechanismen verbindet. Ziel ist es nicht, mit einzelnen Maßnahmen die Beschwerden zu kontrollieren, sondern den Symptomen aus verschiedenen Richtungen auf den Leib zu rücken und die Ursachen zu entlarven. Sollte die Ernährungsumstellung aus dem vorhergehenden Kapitel bei Ihnen nicht ganz zum gewünschten Erfolg geführt haben, dann starten Sie nun das ganzheitliche Reizdarmprogramm mit 8-wöchiger Basistherapie und maximal 16-wöchiger FODMAP-reduzierter Diät.
Mit den Methoden, die wir Ihnen auf den folgenden Seiten vorstellen, können Sie Ihre

Beschwerden lindern und in den Griff bekommen. Aber vergessen Sie nicht: Weniger Beschwerden heißt nicht automatisch gleich Beschwerdefreiheit!
In unserem ganzheitlichen Programm stellen wir Ihnen mehrere Therapieoptionen vor, deren Wirksamkeit in klinischen Studien belegt ist. Diese Maßnahmen gilt es, einzeln auszuprobieren, zu erlernen und zu kombinieren – gerade so, wie Ihr Körper, Ihr individueller Reizdarm, Ihr ganz eigenes Beschwerdebild und Ihre Lebensumstände es erfordern.

STRESSFREIER START

Beginnen Sie das Reizdarmprogramm umfassend, unvoreingenommen und positiv. Sollte Ihnen eine Übung des Programms besonders zusagen, spricht nichts dagegen, diese zu vertiefen und gegebenenfalls eine andere Übung dafür wegzulassen. Hören Sie dabei im wahrsten Sinne des Wortes auf Ihr Bauchgefühl. Erstellen Sie sich für die ersten Wochen einen Plan, wann Sie die verschiedenen Therapieelemente in Ihren Alltag integrieren wollen, ohne dass dies zu Zeitstress führt.

MOTIVATION

Suchen Sie sich jeden Tag aus der Liste der FODMAP-armen Produkte **(siehe hintere Innenklappe links)** ein Lebensmittel aus, auf das Sie sich besonders freuen.

Orientieren können Sie sich an unserem Vorschlag auf **Seite 101**. Aber übertreiben Sie nicht, denn eine Therapie, deren Umsetzung schwerere Nebenwirkungen in Form von Organisationsstress mit sich bringt als die eigentliche Erkrankung, ist nicht zielführend. Versuchen Sie also, die Programmpunkte so einzuplanen, dass Sie sich wohlfühlen. Wenn dies nicht stressfrei gelingen sollte, lassen Sie sich lieber etwas mehr Zeit. Verlängern Sie das Programm von acht auf zehn oder zwölf Wochen und führen Sie jede Woche nur ein neues Element ein. Beginnen Sie dann zum Beispiel in Woche 1 nur mit Yoga und integrieren Sie erst ab Woche 2 oder 3 die Atemmeditation, wenn Sie sich dafür bereit fühlen. Sie entscheiden, wann Sie die einzelnen Elemente der Basistherapie einführen möchten. Und Sie entscheiden auch, wenn Sie sich mit einer Übung gar nicht wohlfühlen, ob Sie diese beenden möchten. Abkürzen sollten Sie das Programm jedoch nicht.
Die FODMAP-reduzierte Diät, die den Darm nachweislich entlastet, machen Sie parallel dazu und durchlaufen die Phasen 1 bis 3 wie im Kapitel »Wohlfühlkost für den Bauch« ab **Seite 33** beschrieben. Alle Programmpunkte der Basistherapie, die Ihnen besonders wirksam erscheinen, sollten Sie intensivieren, denn diese schlagen bei Ihnen gut an.
Nach einiger Zeit werden Sie so Ihr individuelles Reizdarmprogramm konzipiert haben, mit dem Sie Ihre Beschwerden optimal unter Kontrolle bekommen.

Keine Angst vor Rückfällen

Sie kennen Ihren Reizdarm. Daher wissen Sie auch nur zu gut, dass selbst bei guter Kontrolle immer mal wieder ein Rückfall auftreten kann. Mit dem Reizdarmprogramm haben Sie jedoch immer eine passende Antwort: Einfach die einzelnen Programmpunkte wieder intensivieren und wenn nötig auch beim Thema FODMAP-arme Ernährung wieder zurück auf Phase 1 gehen.

Wer einmal gelernt hat, seine Beschwerden einzufangen, der kann dies immer wieder!

DIE ZWEI PROGRAMMSÄULEN

Das Reizdarmprogramm besteht aus zwei Säulen:

Säule 1 – Die Ernährungsumstellung auf die FODMAP-reduzierte Diät (**siehe Seite 40**)

Säule 2 – Die Elemente der Basistherapie

- Reizdarmyoga (**siehe Seite 102**), einmal 45 Minuten pro Woche
- Basistee Kurkuma-Ingwer (**siehe Seite 116**)
- Atemmeditation (**siehe Seite 111**), zweimal 15 Minuten pro Woche
- Achtsamkeitsübung (**siehe Seite 110**), zweimal 5 bis 10 Minuten pro Woche
- Aromaölmassage für den Bauch (**siehe Seite 112**), zweimal pro Woche zum Einschlafen, in Kombination mit Wärmetherapie (**siehe Seite 115**)
- Medizinaltee (**siehe Seite 115**), jeden Tag mindestens eine Tasse in Verbindung mit 15 Minuten Entschleunigung auf dem Sofa

Das Nervensystem braucht Zeit

Dieses ganzheitliche Programm sollte mindestens acht Wochen lang konsequent durchgeführt werden. Das liegt darin begründet, dass unser Nervensystem, insbesondere bei chronischen Beschwerden, länger braucht, Veränderungen zu erkennen, in unser Gedächtnis zu integrieren und Verhalten zu ändern. Dass dies mit der Zeit aber gelingen kann, wissen wir aus der Nervenforschung: Der Mensch besitzt eine sogenannte neuronale Plastizität, die es ihm bis ins hohe Alter ermöglicht, neue Inhalte zu erlernen.

LEBENSLANGES LERNEN

Stellen Sie sich dafür unser Nervensystem als Datenautobahn vor, auf der verschiedene Reize immer wieder die gleichen Wege nehmen, da diese schon vorgebahnt und bekannt sind. Kommen nun neue Reize hinzu, dauert es eine gewisse Zeit, bis die weniger befahrenen Bahnen aktiviert und reaktiviert werden. Dies wird aber gelingen. Geben Sie sich also Zeit, die Veränderungen werden sich einstellen. Denken Sie daran, dass neue Verbindungswege im Nervensystem erst gebahnt werden müssen, bevor Sie den Wandel spüren. Wichtig dafür ist, dass Sie die Elemente der Basistherapie konsequent und regelmäßig praktizieren.

ACHT WOCHEN REIZDARMPROGRAMM DER ABLAUF

Hier stellen wir Ihnen vor, wie Sie Ihr achtwöchiges Reizdarmprogramm aufbauen können. Wenn Sie sich damit wohl und sicher fühlen, können Sie alle zwei Wochen neue Teile der Basistherapie in den Ablauf aufnehmen. Ab Woche 7 haben Sie dann alle Elemente der Basistherapie erlernt.

Während des Programms ernähren Sie sich nach den Regeln der FODMAP-reduzierten Diät (siehe Seite 40) und setzen diese auch nach dem Programm noch maximal weitere 8 Wochen fort.
Die Diät Phase 1/Restriktion begleitet Sie die ersten 6 Wochen des Programms.
Die Phase 2/Reexposition benötigt dann noch weitere Zeit für das Austesten der verschiedenen Lebensmittel und -gruppen, jedoch nicht mehr als 8 Wochen.
Nach maximal 14 Wochen sollten Sie die Aufrechterhaltung der Diät, also Phase 3, erreicht haben.

WOCHE 1 + 2

- FODMAP-reduzierte Diät Phase 1
- Yoga
- Atemmeditation
- Basistee Kurkuma-Ingwer

WOCHE 3 + 4

- FODMAP-reduzierte Diät Phase 1
- Yoga
- Atemmeditation
- Basistee Kurkuma-Ingwer
- Achtsamkeitsübungen

WOCHE 5 + 6

- FODMAP-reduzierte Diät Phase 1
- Yoga
- Atemmeditation
- Basistee Kurkuma-Ingwer
- Achtsamkeitsübungen
- Aromaölmassage in Kombination mit Wärmetherapie

WOCHE 7 + 8

- FODMAP-reduzierte Diät Phase 2
- Yoga
- Atemmeditation
- Basistee Kurkuma-Ingwer
- Achtsamkeitsübungen
- Aromaölmassage in Kombination mit Wärmetherapie
- Medizinaltees

BEWEGEN BRINGT SEGEN

Aktuelle Untersuchungen belegen, dass Bewegung fast ausschließlich positive Effekte auf unseren Körper hat. Einzig bei akuten Verletzungen sollte Bewegung reduziert oder darauf verzichtet werden. Bei chronischen Beschwerden in Gelenken, Sehnen und Muskulatur wissen wir hingegen, dass Aktivität besser ist, als sich den Schmerzen hinzugeben und in eine Schockstarre zu verfallen. Auch bei Depressionen und Tumorerkrankungen, wie zum Beispiel Brustkrebs, ist Bewegung inzwischen integraler Bestandteil der Therapien. Beim Reizdarmspektrum liegt es ebenfalls nahe, auf diese nebenwirkungsfreie Möglichkeit, sich selbst etwas Gutes zu tun, zurückzugreifen.

REIZDARMYOGA

Es zeigt sich seit Jahrhunderten, dass Yoga gerade durch die ruhigen Bewegungsabläufe in Verbindung mit der Atmung und meditativen Anteilen Stress reduziert, die Funktionsfähigkeit des Darms verbessert und insbesondere Schmerzen entgegenwirken kann. Die Darm-Hirn-Achse (**siehe Seite 13**) wird durch Yoga positiv beeinflusst. Dies bestätigen viele wissenschaftliche Untersuchungen. Sollten Sie noch keine Erfahrung mit Yoga haben, lassen Sie sich zu Beginn nicht entmutigen. Die Bewegungsabläufe in Kombination mit der Atmung so zu lernen, dass sie Ihnen leichtfallen, kann mehrere Wochen dauern.

Das Wichtigste beim Yoga ist, regelmäßig (mindestens einmal pro Woche) zu üben und nicht aufzugeben. Eine Übungsrunde sollte circa 45 Minuten dauern. Die positiven Effekte stellen sich bei regelmäßiger Anwendung wie von selbst ein, denn beim Yoga geht es gerade nicht darum, etwas zu erzwingen, sondern loszulassen, um mit den individuellen Voraussetzungen zu arbeiten und seine Grenzen zu akzeptieren. Wer dies beachtet, hat die wichtigste Lektion im Yoga schon umgesetzt und verstanden.
Hören Sie beim Üben auf Ihren Körper, nehmen Sie die Empfindungen, die er Ihnen sendet, unvoreingenommen wahr und bewerten Sie diese nicht. Auf diese Weise werden Sie sehr schnell zu einem Yogaprofi, der durch eigene Motivation seinen Bauch beruhigen und die Darmfunktion verbessern kann.
Die folgenden Übungen werden Ihnen helfen, Stress zu reduzieren, Schmerzen zu lindern und künftigen Beschwerden vorzubeugen. Am besten üben Sie barfuß auf einer Yogamatte (auch ein fester Stand auf Holzdielen oder einem Teppich ist in Ordnung). Sollten Sie Schmerzen beim Knien haben, legen Sie sich eine Decke unter. Sollten Sie bei manchen Übungen mit den Händen nicht ganz auf den Boden kommen, nehmen Sie einen sogenannten Yogablock oder einen anderen festen Gegenstand zu Hilfe. Die Atmung erfolgt beim Yoga hauptsächlich durch die Nase, der Mund ist geschlossen, wenn nicht anders angegeben.

ÜBUNG 1 – DAS TOR (PARIGHASANA)

- In den Kniestand kommen. Das rechte Bein zur Seite ausstrecken, dabei darauf achten, dass Hüfte, Knie und Fuß in einer Linie sind. Ferse und die Zehen sollten den Boden berühren. Ansonsten das Knie etwas beugen. Linkes Knie und Hüfte sollten senkrecht übereinanderstehen.
- Einatmen und dabei den linken Arm so weit wie möglich nach oben strecken.
- Ausatmen und die rechte Hand auf den rechten Oberschenkel setzen.
- Einatmen, so weit es geht nach rechts neigen und unter dem linken Arm nach oben sehen. (1) In dieser Position bleiben und fünf tiefe, langsame Atemzüge nehmen.
- Um die Übung zu verlassen, ausatmen und mit dem Oberkörper langsam in die Mitte zurückkommen.
- Einatmen. Beim Ausatmen den linken Arm senken und das rechte Knie neben das linke setzen. Dann die Übung auf der anderen Seite wiederholen.
- Auf jeder Seite noch einmal wiederholen. Knieschonend kann man diese Übung auch auf einem Stuhl sitzend ausführen.

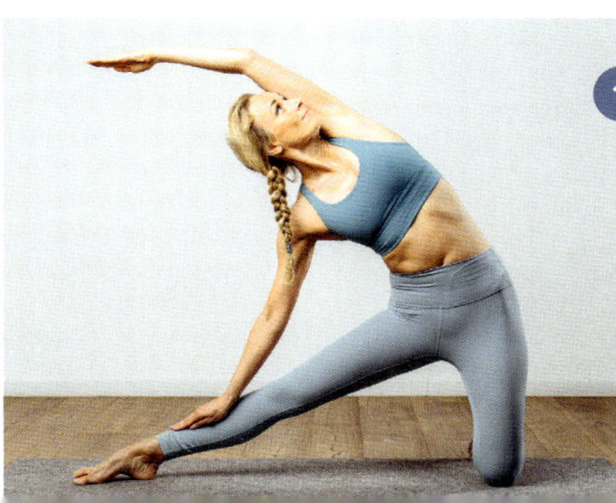
1

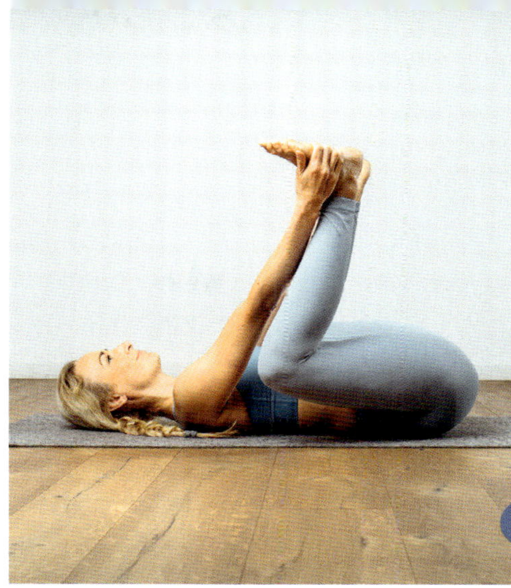
2

ÜBUNG 2 – DAS GLÜCKLICHE BABY (ANANDA BALASANA)

- Mit dem Rücken flach auf die Matte legen. Einatmen. Mit der Einatmung beide Beine angewinkelt nach oben in Richtung Decke strecken. Ausatmen.
- Einatmen und mit den Händen die Füße greifen. Mit der Ausatmung die Knie in Richtung Achselhöhlen ziehen. Dabei darauf achten, den gesamten Rücken auf der Matte zu belassen.
- Zehn langsame und tiefe Atemzüge nehmen. Dabei die angewinkelten Beine mit der Einatmung vom Körper wegschieben (2) und mit der Ausatmung wieder Richtung Achsel ziehen.
- Mit der Ausatmung in die Ausgangsposition zurückkehren.
- Zum Schluss wie ein glückliches Baby entlang der Wirbelsäule hin und her schaukeln und so den unteren Rücken massieren.

ÜBUNG 3 – DREHSITZ (ARDHA MATSYENDRASANA)

- Mit angewinkelten Beinen auf die Matte setzen. Die Knie zeigen Richtung Decke. Das rechte Bein wie im Schneidersitz ablegen, der rechte Fuß kommt dabei neben oder vor der linken Hüfte zum Liegen.
- Den linken Fuß über den rechten Oberschenkel kreuzen und an der Außenseite des rechten Knies aufstellen. Das linke Bein mit dem rechten Ellenbogen etwas an den Körper ziehen.
- Den linken Arm nach hinten strecken und gleichzeitig den Oberkörper nach hinten links drehen sowie die linke Hand auf den Boden aufsetzen.
- Einatmen, dabei die Wirbelsäule so weit wie möglich strecken, die Kopfkrone zieht nach oben. Wenn möglich über die rechte Schulter blicken. (3)
- Fünf tiefe Atemzüge nehmen und bei jeder Einatmung die Drehung vertiefen.
- Mit der Ausatmung in die Ausgangsposition zurückkehren und die Übung auf der anderen Seite wiederholen. Die Übung zweimal auf jeder Seite praktizieren.

ÜBUNG 4 – DIE SCHULTERBRÜCKE (SALAMBA SETU BANDHASANA)

- Mit dem Rücken auf die Yogamatte legen, beide Beine leicht anwinkeln, die Füße stehen hüftbreit auseinander und etwa eine Handbreit vom Becken entfernt. Die Arme liegen entspannt parallel zum Oberkörper, die Handflächen zeigen nach unten. Die Schultern liegen auf dem Boden auf, der Blick geht nach oben, wer möchte, kann die Augen schließen. Die Füße sind fest im Boden verwurzelt. Die Zehenspitzen zeigen nach vorn.
- Einatmen und das Becken langsam anheben. Die Kraft kommt aus Beinen und Gesäß. Die Oberschenkel bilden eine Linie mit dem Oberkörper. Die Bauchmuskeln sind entspannt. (4) Fünf Atemzüge halten.
- Mit dem Ausatmen das Becken wieder langsam sinken lassen. Die Übung dreimal wiederholen.
- Eine Variante ist die dynamische Schulterbrücke: Dabei werden bei jeder Einatmung die Arme in einem Halbkreis über den Kopf geführt und beim Ausatmen wieder neben dem Oberkörper abgelegt.

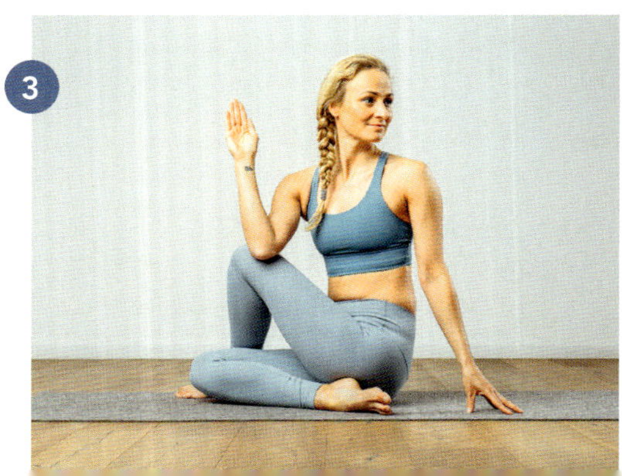

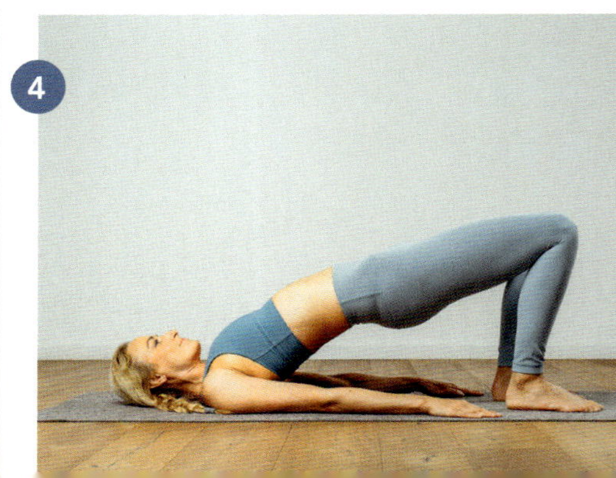

ÜBUNG 5 – WINDENTFERNER (VAYU NISHKASANA)

- Auf der Matte in die Hocke kommen, die Füße so weit wie möglich auseinanderstellen. Die Fußspitzen zeigen nach außen. Nun mit den Handflächen von der Fußinnenseite unter die Fußsohlen greifen, die Daumen kommen dabei auf den Fußrücken zum Liegen.
- Die Oberarme gegen die Knieinnenseiten pressen. Die Augen offen halten und einen beliebigen Punkt fixieren. Einatmen. Die Kopfkrone nach oben und hinten verlängern, so weit es geht. (5)
- Ausatmen, dabei die Beine strecken, das Gesäß nach oben bringen, die Hände sind möglichst an den Fußsohlen fixiert. Einatmen. Sollte eine vollständige Streckung der Beine nicht möglich sein, die Knie etwas gebeugt lassen und wie immer beim Yoga nichts zu erzwingen versuchen.
- Während des nächsten Ausatmens wieder die Ausgangsposition einnehmen. Die Übung fünfmal wiederholen. In die Startposition zurückkommen und noch ein paar tiefe Atemzüge nehmen.

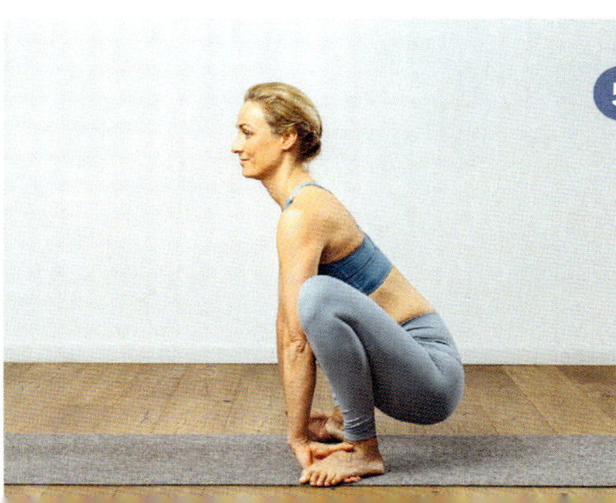

5

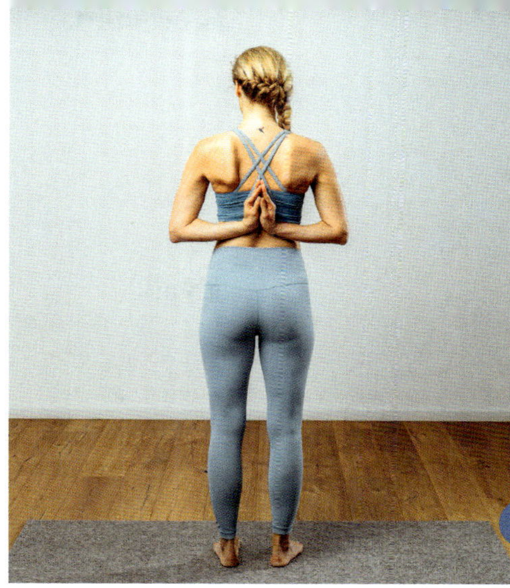

6

ÜBUNG 6 – DIE RÜCKGEBETSHALTUNG (NAMASKARASANA)

- Die Berghaltung (Tadasana) einnehmen: aufrechte Stehhaltung mit fest in den Boden verwurzelten Füßen, die etwa fußbreit auseinanderstehen.
- Die Knie leicht beugen und die Schultern lockern. Die Arme hinter den Rücken bringen und die Handflächen mit nach unten zeigenden Fingerspitzen aneinanderlegen. Einatmen und die Hände nach oben in Richtung Wirbelsäule drehen, die Fingerspitzen zeigen nun nach oben. Die Knie sind weiterhin leicht gebeugt, die Handflächen kraftvoll möglichst dicht gegeneinanderdrücken. (6)
- Fünf tiefe Atemzüge nehmen.
- Mit der nächsten Ausatmung die Hände wieder nach unten drehen und zurück in die Berghaltung kommen. Die Übung dreimal wiederholen.

ÜBUNG 7 – DIE TAILLENDREHUNG (KATI CHAKRASANA)

- In die Berghaltung (**siehe Übung 6**) kommen. Mit dem Einatmen beide Arme schulterbreit nach vorne ausstrecken. Die Handflächen sind zueinandergerichtet.
- Während des Ausatmens den Oberkörper nach links drehen und beide Arme ebenfalls so weit wie möglich nach links drehen. Der linke Arm kann dabei die Taille hinter dem Rücken umgreifen, der rechte Arm die linke Schulter. (7)
- Mit der nächsten Einatmung die Arme wieder gestreckt vor den Oberkörper bringen und den Oberkörper nach vorne zurückdrehen.
- Mit der nächsten Ausatmung die Übung auf der rechten Seite wiederholen. Die Übung im eigenen Atemfluss fünfmal in jede Richtung wiederholen.

ÜBUNG 8 – VORWÄRTSBEUGE (PADAHASTANA UTTANASANA)

- In die Berghaltung (**siehe Übung 6**) kommen. Zwei tiefe Atemzüge nehmen.
- Mit der nächsten Einatmung die Arme über den Kopf heben, Körper und Arme bilden eine Linie.
- Ausatmen und mit geradem Rücken nach vorne beugen. Die Knie können leicht gebeugt sein, falls die Position sonst zu viel Spannung enthält. Wer es schafft, kann mit den Fingern die Zehen berühren oder diese sogar unter den Zehen einklemmen (8), die Stirn zeigt Richtung Beine. Nacken, Schultern und Arme bleiben entspannt. Diese Position fünf Atemzüge lang halten.
- Mit der Einatmung langsam in die Ausgangsposition zurückkommen, dabei die Wirbelsäule Wirbel für Wirbel aufrichten. Die Übung zweimal wiederholen.

7

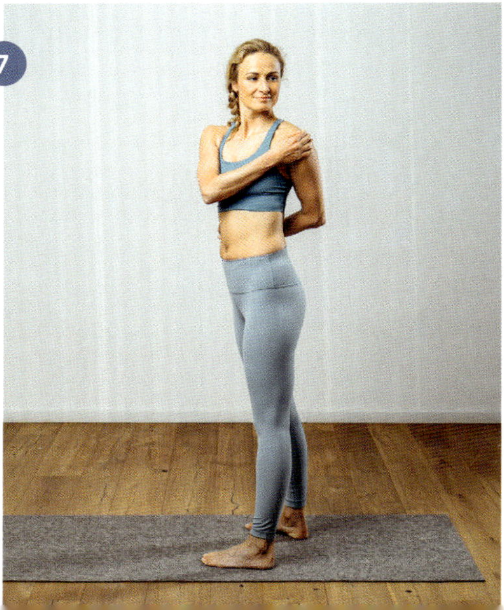

8

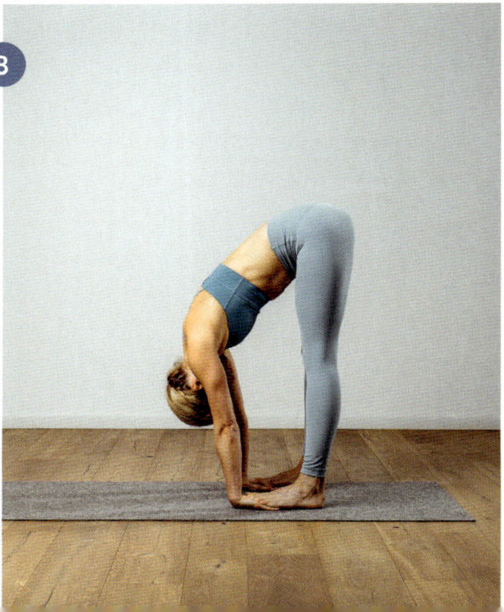

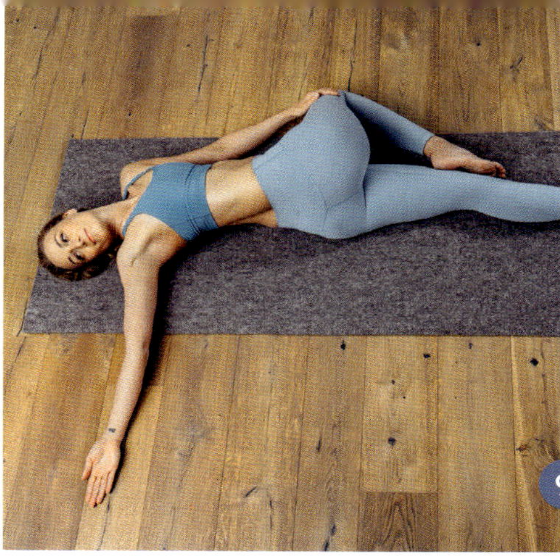

9

ÜBUNG 9 – DREHHALTUNG (JATHARA PARIVRITTI)

- Mit dem Rücken flach auf die Matte legen. Die Hüfte nach links rollen und das rechte Bein anwinkeln. Dabei darauf achten, dass beide Schultern am Boden bleiben.
- Das rechte Knie in der Ausatmung mit der linken Hand über das rechte Bein in Richtung Boden ziehen. Den rechten Arm zur Seite ausstrecken und zu den Fingerspitzen blicken. Einatmen. Tief ausatmen.
- Einatmen, die Muskulatur des rechten Beins anspannen, mit der linken Hand beim Ausatmen nochmals sanft in Richtung Boden ziehen. (9) Wenn dies zu schwer fällt, einen Block oder eine Decke unter das angewinkelte Knie legen.
- In der endgültigen Position fünf Atemzüge nehmen und das angewinkelte Bein im Atemfluss dazu mit der Hand bewegen.
- Mit der Ausatmung wieder langsam in die mittlere Position kommen und die Übung auf der anderen Seite wiederholen.

Reizdarm-Flow

Die Übungen können in der vorgeschlagenen Reihenfolge als Reizdarm-Flow (fließende Abfolge von Übungen) kombiniert werden. Mit der Zeit werden Sie erkennen, welche Positionen Ihnen besonders guttun und welche Übungen Sie sogar mehrfach wiederholen wollen. Einfach achtsam beobachten. So können Sie sich schließlich Ihren eigenen Flow zusammenstellen und eine gewisse Routine entwickeln. Ihren Übungen sollte abschließend eine sitzende Position (Schneidersitz, Kniesitz) folgen, in der Sie die Hände vor dem Herzen zusammenbringen und sich selbst für Ihre Mühe mit einem ehrlich empfundenen »Namaste« (»Verbeugung zu dir«) bedanken. Verweilen Sie ein paar Augenblicke. (10) Hat sich schon etwas verändert?

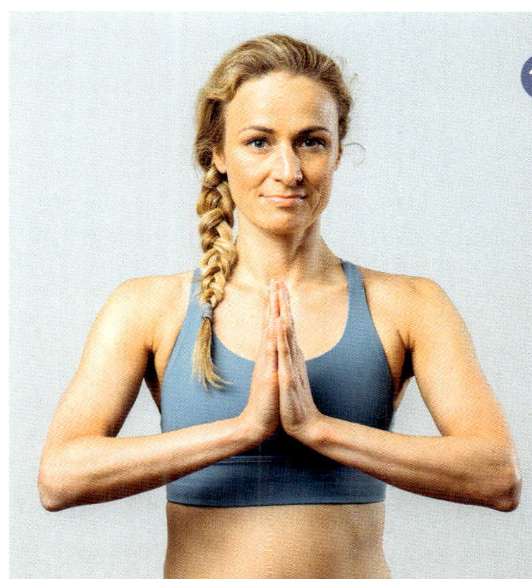

10

ACHTSAMKEITSLEHRE & MEDITATION

Das Reizdarmspektrum ist, wie bereits erläutert, mit einer Überempfindlichkeit des Darms verbunden. Diese Überempfindlichkeit ist dadurch gekennzeichnet, dass normale Reize stärker wahrgenommen und als schmerzhaft empfunden werden. Zudem werden auch Reize, die normalerweise gar nicht ins Bewusstsein vordringen, von den Betroffenen wahrgenommen. Wir wissen heute, dass wir diese übermäßige Wahrnehmung und Bewusstwerdung aktiv mittels Meditation beeinflussen können. Vor allem mit dem »mindfulness-based stress reduction«-Programm (MBSR) von Jon Kabat-Zinn, emeritierter Professor der University of Massachusetts Medical School in Worcester/USA, das wie Yoga auf hinduistischen und buddhistischen Lehren beruht, wurden in Studien vor allem bei Schmerzpatienten sehr gute Erfolge erzielt.

Stresssituationen erkennen

In einer immer komplexeren Welt, in der jeder mehrere Rollen vermeintlich perfekt ausfüllen sollte, wird es immer schwieriger, sich selbst zu spüren und eigene Grenzen zu erkennen und zu akzeptieren. Auch Sie werden wahrscheinlich beobachtet haben, dass in Zeiten von vermehrtem Stress, sei es bei der Arbeit oder in der Familie, Ihre Symptome zunehmen. Hier kann die Achtsamkeitslehre hilfreich sein. Sie setzt an zwei Punkten an: Zum einen lernen Sie zu erkennen, dass Sie sich in einer Stresssituation befinden. Das fällt vielen Menschen gar nicht so leicht. Zum anderen lernen Sie durch Ihre achtsame Selbstbeobachtung, Situationen/Schmerzen nicht mehr zu bewerten oder zu hinterfragen.
Wir stellen Ihnen hier zwei Meditationen aus der Achtsamkeitslehre vor, die Sie leicht in Ihren Alltag einbauen können. Auch dabei gilt wie beim Yoga: Regelmäßige Übung macht den Meister! Lassen Sie sich nicht entmutigen, wenn die Meditationen am Anfang nicht so recht gelingen und die Gedanken immer wieder abschweifen. Es ist ja genau Sinn und Zweck der Meditation zu erkennen, dass Sie mit Ihren Gedanken abschweifen, denn dann sind Sie achtsam. Und diese Achtsamkeit möchten Sie erlangen. Denn so werden Sie bemerken, wann Sie sich in einer überfordernden Stresssituation befinden, um ganz wertfrei und ohne zu urteilen den Autopiloten auszuschalten und sich aktiv herauszunehmen. Dann leben Sie im Hier und Jetzt und haben Körper und Seele in Einklang gebracht, was nachweislich zu Ihrem seelischen Wohlbefinden beiträgt.

»Verharre nicht in der Vergangenheit, träume nicht von einer besseren Zukunft, fokussiere deinen Geist auf den gegenwärtigen Moment.«

Buddha

Leben mit Autopilot

Oft höre ich von meinen Patienten den Satz: »Ich funktioniere nur noch.« Das ist schon der erste Schritt zu erkennen, dass das eigene Leben salopp gesagt »ausschließlich mit dem Autopiloten« vonstattengeht.

Man reagiert nur noch, anstatt aktiv zu agieren, man nimmt Gefühle, Empfindungen, auch Schmerzen nicht mehr bewusst und vorurteilsfrei wahr und spürt nicht mehr, wie gut die kleinen Freuden des Alltags tun. Wie gut es sein kann, morgens eine warme Dusche zu nehmen und sich anschließend eine leckere Tasse Tee zu gönnen. Oder wie schön es ist, abends auf dem Sofa mit der Wärmflasche auf dem Bauch die Entspannung zu genießen, die die Wärme auslöst.

Achtsamkeit lernen

Die Achtsamkeitslehre, die wir Ihnen hier ans Herz legen wollen, ist im Grunde genommen nichts anderes als der altbekannte Ratschlag, den Moment zu genießen und im Hier und Jetzt zu leben, ohne zu urteilen.

So wird die Vergangenheit in den Hintergrund treten und die Zukunft an Bedrohlichkeit verlieren. Letztendlich geht es darum, Situationen zu sehen, wie sie wirklich sind, und nicht, wie wir sie einschätzen. Denn unsere subjektive Einschätzung entspricht oft nicht der Realität, und das führt wiederum zu Stress (siehe Übung zu subjektiver Wahrnehmung auf dieser Seite). Die gute Nachricht ist, dass Sie diese Geisteshaltung einfach erlernen können und damit nicht nur die Symptome Ihres Reizdarms positiv beeinflussen werden. Auch in anderen Bereichen Ihres Lebens werden Sie durch Ihre neu gewonnene Achtsamkeit Situationen aus anderen Blickwinkeln heraus sehen, dadurch Handlungsalternativen erkennen und gelassener mit Problemen umgehen können.

Es gibt inzwischen viele wissenschaftliche Untersuchungen, die diesen Effekt bestätigen. Probieren Sie es aus.

ÜBUNG ZUR SUBJEKTIVEN WAHRNEHMUNG

Bedecken Sie die unten aufgelisteten Sätze mit einem Papier und decken Sie dann Satz für Satz auf. Überlegen Sie nach jedem Satz zunächst, was Sie über Michaela denken und was als Nächstes geschehen wird. Lesen Sie erst dann weiter. Sie werden sehen, dass die subjektive Wahrnehmung uns oft trügt:

- Michaela ist auf dem Weg zur Berufsschule.
- Sie ist sehr besorgt wegen der Deutschstunde.
- Sie weiß nicht, wie sie die Schüler beruhigen kann.
- Das ist aber auch nicht schlimm, denn schließlich ist das auch keine Aufgabe für sie, die Sekretärin der Schule.

ACHTSAMKEITSÜBUNG 1 BEWUSSTSEINSTRAINING

Diese Bewusstseinsübung können Sie bei allen Routinetätigkeiten des Tages ausprobieren. Wichtig ist: Bewerten Sie nicht, Sie sind im Hier und Jetzt!

Ziel dieser Übung ist, sich bei alltäglichen Tätigkeiten bewusst zu machen, was man im Moment tut, und nicht über die Situationen nachzudenken, die an diesem Tag vorgefallen sind oder vielleicht noch geschehen werden! Beginnen Sie zum Beispiel mit dem Duschen: Schalten Sie das Wasser an, werden Sie sich des Geräuschs von fließendem Wasser bewusst. Ist es laut? Rauscht es? Löst es Vorfreude aus? Steigen Sie langsam in die Dusche und spüren Sie die Wasserstrahlen auf Ihrer Haut. Ist das Wasser warm? Wie lange braucht es, um Ihren Körper und den Kopf zu benetzen? Spüren Sie die Kühle der Duschwanne an den Fußsohlen? Was macht Ihr Atem? Nehmen Sie das Shampoo und geben es auf die Haare. Riecht es gut? An was erinnert Sie der Duft? Spüren Sie die Kälte auf der Kopfhaut? Beginnen Sie die Haare einzuschäumen. Wie fühlt sich das an? Spüren Sie den Schaum an den Händen? Ist es angenehm, sich den Kopf zu massieren? Spülen Sie das Shampoo wieder aus. Wie fühlt sich das an? Ist das Wasser immer noch angenehm warm? Spüren Sie, wie das Shampoo langsam den Rücken hinabgespült wird. Nehmen Sie nun das Duschgel und schäumen Ihren Körper ein. Wie fühlt sich das an? Welche Stellen an Ihrem Körper sind hart, welche weich, wo spüren Sie Haare? Wie ist der Geruch des Duschgels? Achten Sie nochmals auf das Geräusch des Wassers! Ist es immer noch laut? Spülen Sie das Duschgel ab. Spüren Sie dem Wasserstrahl auf Ihren Armen, Beinen, Ihrem Bauch und Gesäß nach. Treten Sie langsam aus der Dusche, spüren Sie die Kälte, die Erfrischung, die saubere Haut? Nehmen Sie das Handtuch und trocknen Sie sich ab. Spüren Sie das raue Frottee auf der Haut? Wärmt das Handtuch?
Suchen Sie sich für Ihre nächste Übung gerne eine andere Routinetätigkeit wie eine Tasse Tee trinken, das Zähneputzen, das Anziehen oder abends das Ausziehen. Wenn Sie sich eine Tätigkeit ausgesucht haben, bleiben Sie zunächst bei dieser. In den folgenden Wochen können Sie eine weitere Beobachtung dazunehmen oder wechseln. Sie werden merken, je öfter Sie sich Dinge achtsam bewusst machen, desto leichter fällt es Ihnen. Ihre Sinne werden trainiert. Jede Bewusstseinsübung sollte etwa 5 bis 10 Minuten dauern.

ACHTSAMKEITSÜBUNG 2 ATEMBEOBACHTUNG/ATEMMEDITATION

Sie werden durch diese Meditation lernen, Ihre Aufmerksamkeit zu fokussieren, sich Ihrer Körperempfindungen bewusst zu werden und die Kontrolle aufzugeben.

Nehmen Sie einen bequemen Sitz ein, entweder auf der Matte oder auf einem Hocker, ohne sich anzulehnen. Achten Sie darauf, dass Sie während der Atembeobachtung nicht auskühlen. Sorgen Sie für eine entspannte sowie störungsfreie Atmosphäre. Schließen Sie die Augen oder suchen Sie sich einen Punkt im Raum, auf den Sie sich fokussieren. Nun werden Sie zum nicht wertenden Beobachter Ihres eigenen Atems:

Nehmen Sie einen tiefen Atemzug. Spüren Sie, wie der Atem durch die oberen Luftwege, vorbei am Nasenboden, durch die Nase, in den Rachen und schließlich über die Luftröhre in die Bronchien fließt. Spüren Sie auch, wie sich bei tiefer Einatmung die Bauchdecke hebt. Denken Sie: »Das ist ein Einatmen.« Nun lassen Sie den Luftstrom in die umgekehrte Richtung fließen, spüren, wie sich die Bauchdecke langsam senkt, die Luft durch den Rachen, über die Nase, über die Oberlippe strömt. Denken Sie: »Das ist ein Ausatmen.« Lassen Sie Ihren Atem ruhiger werden und versuchen Sie, bei jedem Atemzug die Wahrnehmung aufrechtzuerhalten. Seien Sie achtsam, jedoch ohne Druck. Ihre Gedanken werden abschweifen, nehmen Sie dies wertfrei zur Kenntnis und konzentrieren Sie sich auf den nächsten Atemzug. Manchmal können sich auch unangenehme Empfindungen wie Ungeduld oder Schmerz einstellen. Versuchen Sie, nicht zu reagieren!

Verspüren Sie den Impuls, sich zu bewegen? Folgen Sie diesem nicht gleich, nehmen Sie wahr. Sollten Sie sich entschließen, Ihre Position zu ändern, seien Sie so achtsam wie möglich und halten Sie die Konzentration auf Ihrer Atmung. Bewerten Sie nicht! Es ist weder besser noch schlechter, sich selten oder häufig zu bewegen. Ihre Aufgabe ist es, lediglich zu beobachten. Eine Atemmeditation sollte etwa 15 Minuten dauern.

Je mehr Sie üben, desto einfacher wird es Ihnen fallen, Ihren Atem und seinen Fluss einfach gewähren zu lassen. Irgendwann werden Sie nicht mehr den Gedanken »das ist ein Einatmen« benötigen, sondern einfach nur noch »ein« denken. Später werden Sie nicht einmal mehr diesen Gedanken brauchen, sondern einfach nur noch wahrnehmen und spüren, wie Ihr Atem mal schneller, mal langsamer, mal tiefer, mal flacher fließt.

AROMAÖLMASSAGE

Wir wissen, dass manche Pflanzen Kopfschmerzen auslösen können. Bei vielen Pflanzen (zum Beispiel der Lilie) wissen wir allerdings bis heute nicht, welcher Inhaltsstoff die Ursache dafür ist. Beim umgangssprachlichen »Kopfwehbaum« (Umbellularia californica) ist es aber gelungen, den auslösenden Inhaltsstoff zu identifizieren. Die Blätter enthalten eine flüchtige Substanz, genannt Umbellulone, die irritierende Effekte hat. Umbellulone wirkt über den Riechnerv, einen der zwölf Hirnnerven, was zu einer Gefäßerweiterung sowohl außerhalb als auch innerhalb des Gehirns führen kann. Diese Gefäßerweiterung ist bei Kopfschmerz bedeutend. Medikamente, die diesen Effekt hemmen, reduzieren die Kopfschmerzintensität.

Der Geruch, der über den Riechnerv (Nervus olfactorius) direkt ins Gehirn vermittelt wird, spielt dabei die entscheidende Rolle. Dies ist interessant, denn entwicklungsgeschichtlich ist der Riechnerv kein echter Hirnnerv, sondern ein vorgelagerter Hirnanteil.

Das erklärt auch, warum Gerüche unser Wohlbefinden direkt im Gehirn beeinflussen, im negativen wie im positiven Sinne. Heutzutage wissen wir, dass Patienten, die am Reizdarmspektrum leiden, die Fähigkeit besitzen, Gerüche besonders gut zu identifizieren und zu unterscheiden. Und genau hier setzt die Aromatherapie mit positiv wirkenden ätherischen Ölen an und macht sich diesen Effekt zur Linderung der Beschwerden zunutze.

Welches Aromaöl ist das richtige?

Es ist für mehrere ätherische Öle wissenschaftlich belegt, dass sie bei Reizdarmspektrum vor allem Symptome wie Blähungen und Schmerzen lindern können. Dazu gehören in absteigender Reihenfolge:

- Pfefferminz
- Lavendel
- Kurkuma
- Fenchel
- Ingwer
- Estragon
- Anis
- Kümmel
- Koriander

Es gibt verschiedene Anwendungen für ätherische Öle, sei es als Bauchmassage/Kolonmassage (**siehe Seite 113**), als Gewürz bei der Zubereitung von Speisen, als Badezusatz oder auch verkapselt zum Einnehmen.

Durch die Bauchmassage kann es zu einer Besserung von Blähungen, Symptomen der Darmträgheit und insbesondere chronischer Verstopfung kommen. Aus diesem Grund ist die kombinierte Aromaöl-Bauchmassage Bestandteil des Reizdarmprogramms.

Vorbereitung

Für Ihre Bauchmassage verwenden Sie ein vorgemischtes Öl, das zwei bis vier der genannten Aromaöle enthält, oder Sie lassen sich in der Apotheke ein eigenes Öl mischen. Als Trägersubstanz für die ätherischen Öle können Sie neutrale Öle wie Mandel- oder

Sesamöl verwenden. Geben Sie zwei bis drei Tropfen der Ölmischung in circa 50 Milliliter des Trägeröls. Reiben Sie vor der Massage die Handflächen aneinander, um sie zu erwärmen. Verteilen Sie dann das Aromaöl in den Händen, und die Massage kann beginnen.

AUF QUALITÄT ACHTEN

Ätherische Öle sind flüssige und flüchtige Aromamischungen, die üblicherweise aus Pflanzen destilliert werden. Es ist wichtig, auf hochwertige Aromaöle zu achten, da billig produzierte Öle nicht immer den Qualitätskriterien entsprechen und schädliche Stoffe enthalten können.

Wie massiere ich meinen Bauch?

Die Bauchmassage ist leicht zu erlernen, wenn Sie ein paar Dinge beachten:

- Übertreiben Sie es nicht! Wenn der Bauch sowieso schon schmerzt, ist es nicht ratsam, besonders kräftig zu massieren.
- Wenn Sie spüren, dass Ihr Bauch kalte Stellen hat, wenden Sie Reibungswärme durch kräftiges Aneinanderreiben Ihrer Hände und wärmeübertragendes Auflegen an. Oder benutzen Sie eine Wärmflasche.
- Ganz wichtig ist es, während der Aromaölmassage das regelmäßige bewusste Einatmen und Ausatmen nicht zu vergessen.
- Planen Sie regelmäßig Zeit für eine Massage ein. Am besten geeignet ist die Zeit direkt vor einer Mahlzeit oder die Zeit vor dem Schlafengehen.

MASSAGEÜBUNG 1

- Legen Sie sich auf eine Matte oder weiche Unterlage, ziehen Sie die Knie leicht zu sich und schieben Sie ein Kissen unter die Kniekehlen. Legen Sie nun die rechte Hand oberhalb des Nabels und die linke Hand unterhalb des Nabels auf den Bauch.
- Nehmen Sie drei langsame und tiefe Atemzüge und spüren Sie, wie sich Ihr Bauch beim Einatmen hebt und beim Ausatmen senkt. Die linke Hand dann entspannt an die Seite legen.
- Nun langsam mit der rechten Hand, dem Uhrzeigersinn folgend, in großen kreisenden Bewegungen entlang des Dickdarms mit leichtem Druck streichen und drücken (1), das ist die natürliche Richtung der Darmbewegung. Zum Massieren bieten sich am besten die Handballen oder die Fingergrundgelenkballen an. Die Massage zehnmal wiederholen.

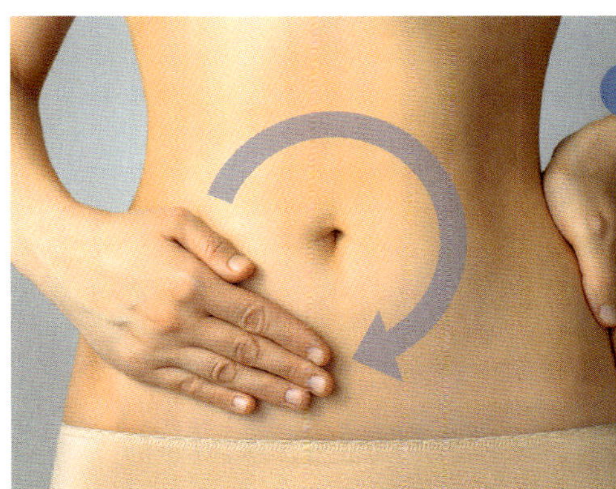

MASSAGEÜBUNG 2

- Streichen und drücken Sie beidseitig vom Brustkorb Richtung Unterbauch und wieder zurück. (2)
- Arbeiten Sie unterstützend mit Ihrer Atmung: Beim Ausatmen streichen und drücken Sie sanft nach unten. Mit der Einatmung streichen Sie in die Gegenrichtung. Wiederholen Sie die Massage zehnmal.

2
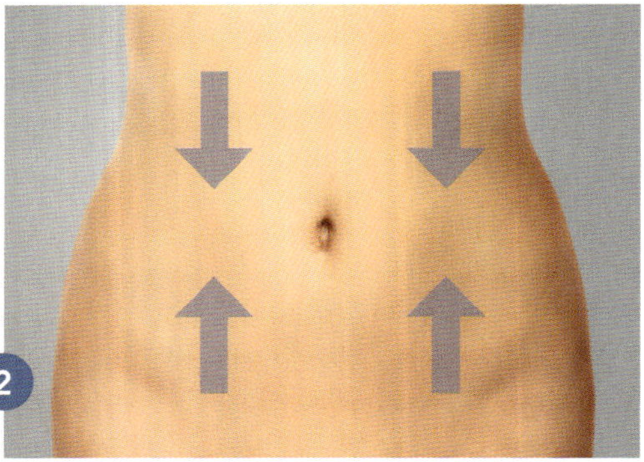

MASSAGEÜBUNG 3

- Streichen Sie beim Einatmen mit der rechten Hand von der rechten oberen Flanke und mit der linken Hand von der linken oberen Flanke mit sanftem Druck Richtung Bauchnabel. Dabei die Bauchdecke anspannen und den Druck auf die Bauchdecke von innen heraus leicht erhöhen.
- Mit der Ausatmung anschließend von der rechten unteren Flanke und von der linken unteren Flanke mit sanftem Druck schräg nach oben zum Bauchnabel streichen. (3) Diese Massage zehnmal wiederholen.

3
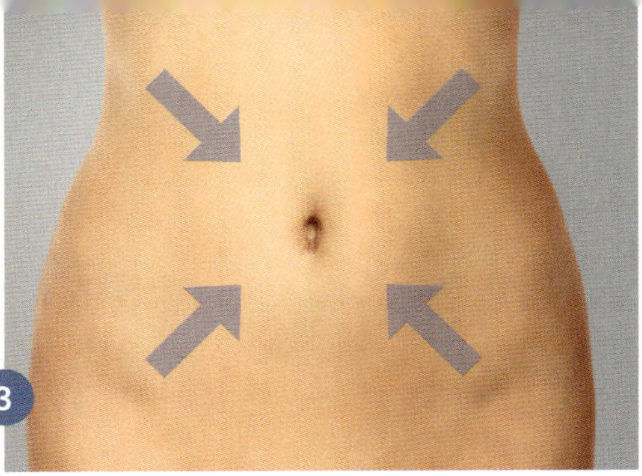

MASSAGEÜBUNG 4

- Massieren Sie mit den Fingerspitzen der linken Hand in kleinen Kreisbewegungen im Uhrzeigersinn Ihren Oberbauch. Die rechte Hand liegt auf dem Unterbauch.
- Sobald Sie die obere Hälfte Ihres Bauches massiert haben, wechseln Sie die Hände. Nun massieren die Finger der rechten Hand in kleinen kreisenden Bewegungen den unteren Bereich zwischen Nabel und Schambein, die linke Hand liegt auf dem Oberbauch. Ober- und Unterbauchmassage fünfmal wiederholen.
- Zum Schluss wird der Bereich um den Bauchnabel mit sanft drückenden, kreisenden Bewegungen im Uhrzeigersinn massiert. (4) Dabei die Fingerspitzen etwas, aber nicht zu fest in die Bauchdecke drücken und beim Einatmen wieder loslassen. Fünfmal wiederholen.

4
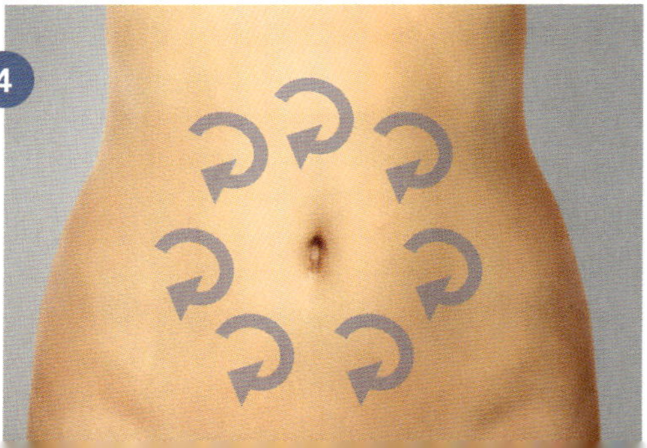

Der Abschluss

Am Ende jeder Massage kommen Sie wieder in die Ausgangsposition auf der Matte oder weichen Unterlage zurück, nehmen drei langsame und tiefe Atemzüge und spüren nach, wie sich Ihr Bauch nun anfühlt. Die ätherischen Öle werden unterstützend noch eine Zeit lang über Ihr sogenanntes Riechhirn nachwirken.

Riechzellen vermuten wir eigentlich in der Nase. Wissenschaftler haben jedoch herausgefunden, dass auch der Magen und der Dünndarm in der Schleimhaut eine Art Riechzellen besitzen. Je nach Aroma wird in diesen Riechzellen Serotonin freigesetzt, das Darmnerven und Motilität beeinflusst. Die genaue Aufgabe dieser Riechzellen ist bisher noch völlig unbekannt. Ihre Existenz unterstreicht aber die Wertigkeit der Aromaölbehandlung.

WÄRMEANWENDUNG

Gönnen Sie sich nach der Massage eine entspannte Wärmeanwendung. Sie lindert auf sanfte Art Bauchschmerzen und unterstützt die Wirkung der Aromaölmassage.

Ob Sie sich dafür eine Wärmflasche oder ein Kirschkernkissen auf Ihren Bauch legen wollen, bleibt Ihnen überlassen. Aber Vorsicht, machen Sie beides nicht zu heiß, denn das kann zu Verbrennungen der Haut führen. Sie erkennen Verbrennungen an braunen Verfärbungen oder gar Blasenbildung. Ideal ist eine angenehm sanfte Wärme von unter 38 Grad Celsius.

MEDIZINALTEES

Unabhängig vom FODMAP-Gehalt gibt es bewährte Tees, die beim Reizdarmspektrum die Beschwerden lindern und daher in jede gute Hausapotheke gehören. Dies sind:

- Kümmeltee
- Anistee
- Fencheltee
- Baldriantee

Sie enthalten Wirkstoffe, die entspannen und lindern und auf die Ursachen von Reizdarmproblemen Einfluss nehmen können.

So unterstützt Kümmel Magen, Galle und Leber bei der Fettverdauung. Fenchel ist ideal, wenn Sie von Blähungen geplagt werden. Anis hilft generell bei Verdauungsschwäche, Magenkrämpfen und Blähungen und kann auch zur Behandlung von Appetitlosigkeit eingesetzt werden. Baldrian beruhigt nicht nur die Nerven, sondern auch den Magen. Beides ist beim Reizdarmspektrum hilfreich. Er reduziert auch das Auftreten von Darmkrämpfen und lindert die Beschwerden einer Magenschleimhautentzündung.

Probieren Sie die verschiedenen Tees einzeln oder als individuelle Mischung. Beachten Sie dabei, dass Ihr Reizdarm von einer kurzen Ziehdauer profitiert. Eine einzelne Tasse Tee bewirkt übrigens selten Wunder. Mehr Erfolg haben Sie, wenn Sie den verschiedenen Tees eine echte Chance geben und vom ausgewählten Tee jeweils zwei bis drei Wochen lang regelmäßig dreimal täglich eine Tasse lauwarm genießen.

Basistee Kurkuma-Ingwer

Studien belegen, dass Kurkuma beziehungsweise ihr bitterer Inhaltsstoff Curcumin beim Reizdarmspektrum sowohl das Darmmikrobiom als auch das Nervensystem positiv beeinflusst. Verantwortlich dafür sind die antientzündlichen, antioxidativen und nervenberuhigenden Wirkungen des Curcumins. Da Reizdarmpatienten Kurkuma zudem gut und nebenwirkungsfrei vertragen, ist das gelbe Gewürz ideal als Bestandteil von Reizdarmtees. Kurkuma und Ingwer sind botanisch eng verwandt. Wegen seiner Gingerole, die die Schärfe beinhalten, werden Ingwer vor allem verdauungsfördernde Wirkungen zugeschrieben. Beim Reizdarmspektrum konnten für Ingwer allerdings keine eigenständigen Effekte auf einzelne Symptome nachgewiesen werden. Im Reizdarmprogramm empfehlen wir daher Kurkuma-Ingwer-Tee, der die spezifischen Kurkumawirkungen und die allgemeinen verdauungsfördernden Wirkungen von Ingwer sowie dessen angenehm scharfen Geschmack kombiniert.

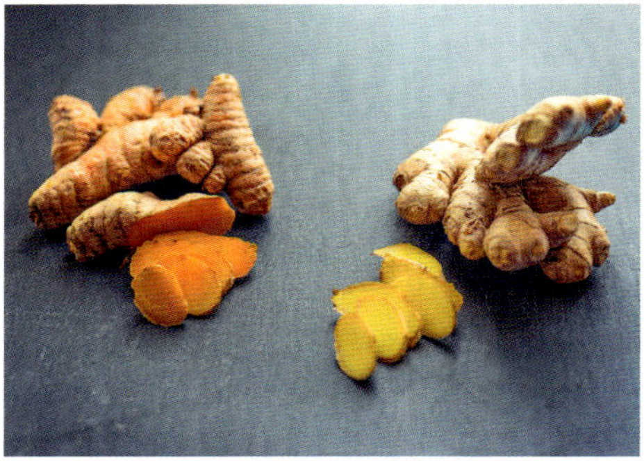

Ein perfektes Paar: Kurkuma und Ingwer sind gut für die Verdauung und harmonieren im Geschmack.

REZEPT

1 Stück frische Kurkumawurzel (ca. 2 cm) • 1 Stück Ingwer (ca. 1 cm) • ½ Zitrone (ersatzweise Orange) • Pfeffer (frisch gemahlen) • 1 Prise Zimtpulver

1. Kurkuma und Ingwer waschen und ungeschält in dünne Scheiben schneiden.
2. Jeweils 1 gehäuften TL Kurkuma- und Ingwerscheiben mit 200 ml Wasser in einem kleinen Topf kurz aufkochen lassen.
3. Die Zitrone auspressen. Den Topf vom Herd nehmen, den Tee abseihen und mit dem Zitronensaft sowie Pfeffer und Zimt abschmecken.

Sehr lecker schmeckt der Tee auch, wenn Sie statt Zitronensaft kurz vor dem Trinken einen Schuss Mandeldrink zugeben. Zum Süßen eignet sich FODMAP-armes Stevia. Um eine verbesserte Aufnahme des wasserlöslichen Curcumins in den Körper zu ermöglichen, trinken Sie den Kurkuma-Ingwer-Tee entweder zum Essen oder kurz danach. Die Kombination mit Zimt und schwarzem Pfeffer erhöht die Aufnahme von Curcumin ebenfalls. Der Tee kann auch lauwarm oder kalt getrunken werden. Falls er Ihnen nicht schmeckt, probieren Sie alternativ einen anderen Medizinaltee. Sie sollten bei jedem Tee die Anwendungsbeschränkungen genau lesen, da es Wechselwirkungen mit Medikamenten geben kann. Auch sollten Sie die Tees, wenn es Ihnen nicht spürbar besser geht, nicht über einen längeren Zeitraum trinken. Wenn nach zwei Wochen die gewünschte Wirkung nicht eintritt, versuchen Sie bitte eine andere Sorte. Vor allem bei den Tees gegen Verstopfung ist eine zu lange Anwendung ohne ärztliche Rücksprache nicht ratsam.

Medizinaltees bei Verstopfungsbeschwerden

Faulbaumrindentee:
½ TL Faulbaumrinde mit 150 ml kochendem Wasser aufgießen, 10 bis 15 Minuten ziehen lassen, zweimal täglich trinken.
Rhabarberwurzeltee:
1–2 TL Rhabarberwurzel mit 150 ml kochendem Wasser aufgießen, 10 bis 15 Minuten ziehen lassen, zweimal täglich trinken. Die Wirkung tritt erst nach 6 bis 8 Stunden ein.
Sennesblättertee:
½ TL Sennesblätter mit 150 ml 80° warmem Wasser aufgießen, 10 bis 20 Minuten ziehen lassen, einmal täglich abends trinken. Bei langfristiger Anwendung Rücksprache mit einem Arzt halten.

Medizinaltees bei Problemen mit Durchfall/weichem Stuhl

Eichenrindentee:
½ TL Eichenrinde mit 150 ml kochendem Wasser aufgießen, 5 Minuten ziehen lassen, bis zu drei Tassen am Tag trinken. Aufgrund des hohen Gerbstoffanteils ist dieser Tee nicht jedermanns Geschmack.
Frauenmantelkrauttee:
3 TL Frauenmantelkraut mit 150 ml kochendem Wasser aufgießen, 5 bis 7 Minuten ziehen lassen, bis zu drei Tassen am Tag trinken.
Odermennigkrauttee:
1 gehäufter TL Odermennigkraut mit 150 ml kochendem Wasser aufgießen, 5 Minuten ziehen lassen, dreimal täglich vor den Mahlzeiten trinken.

Medizinaltees zur Darmberuhigung

Auf den Darm beruhigend wirken zahlreiche Teemischungen, die man sich einfach in der Apotheke zusammenstellen lassen kann. Probieren Sie folgende Rezepte aus oder lassen Sie sich von Ihrem Apotheker beraten.
Darmberuhigungstee 1:
1 Teil Kümmelfrüchte, 1 Teil Fenchelsamen,
1 Teil Pfefferminzblätter, 1 Teil Kamilleblüten,
1 Teil Anisfrüchte, 1 Teil Hopfenblüten
1 gehäuften TL der Teemischung mit 150 ml kochendem Wasser aufgießen, 5 bis 7 Minuten ziehen lassen, dreimal täglich trinken.
Darmberuhigungstee 2:
1 Teil Lavendelblüten, 1 Teil Melissenblätter,
1 Angelikawurzel, 1 Teil Löwenzahnkraut,
1 Teil Baldrianwurzel
1 gehäuften TL der Teemischung mit 150 ml kochendem Wasser aufgießen, 5 Minuten ziehen lassen, jeweils 30 Minuten vor den Mahlzeiten trinken.

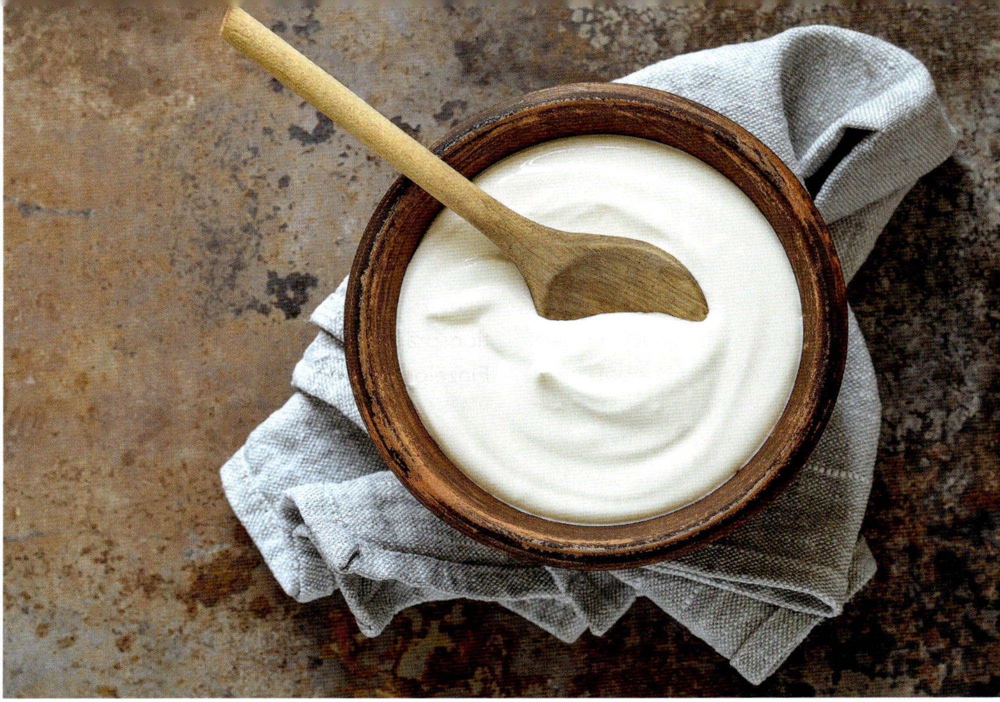

SPEZIELLE THERAPIE

Nur wenn die Basistherapie mit begleitender Ernährungstherapie nicht ausreichend wirksam sein sollte, bedarf es der Kombination mit einer speziellen Therapie. Zusätzlich kommen dann Probiotika, Phytotherapeutika oder Medikamente zum Einsatz. Dieses Prinzip der Kombination kennen wir bei vielen Krankheiten. So spricht man zum Beispiel bei Neurodermitis von Basistherapie durch Hautpflegeprodukte und von spezieller Therapie, wenn zusätzlich Cortisonpräparate angewendet werden. Wenn Sie zusätzliche spezielle Therapiemaßnahmen ergreifen, die wir Ihnen hier vorstellen, setzen Sie die Basismaßnahmen bitte trotzdem fort, um den bestmöglichen Effekt auch der speziellen Therapie zu ermöglichen. Und sprechen Sie mit Ihrem Arzt über die Maßnahmen.

PROBIOTIKA

Probiotika sind lebende Keime, die eingenommen werden, um die Verdauung günstig zu beeinflussen und die Darmflora zu stärken. Es gibt verschiedene Darreichungsformen. Als Nahrungsergänzungsmittel werden Probiotika teilweise in Pulverform angeboten, teilweise auch flüssig oder in Kapselform. Sie müssen bei Raumtemperatur oder im Kühlschrank gelagert werden, je nachdem, welche Bakterien oder Pilze enthalten sind.

Laktobazillen und Bifidobakterien

Probiotikapräparate enthalten verschiedene Laktobazillen und Bifidobakterien. In manchen Präparaten kommen aber auch andere Bakterienarten oder sogar Hefen wie beispielsweise die mit der Bäckerhefe verwandte Zuckerhefe Saccharomyces boulardii zum Einsatz. Probiotika können die Darmflora nachweislich günstig beeinflussen und unterstützen die Darmfunktion in unterschiedlichen Bereichen. Laktobazillen fördern die Verdauungsleistung im Dünn- und im Dickdarm, Bifidobakterien hingegen siedeln sich bevorzugt im Dickdarm an, da sie in sauerstofffreier, also anaerober Umgebung am besten gedeihen. Sowohl Lactobazillen als auch Bifidobakterien unterstützen die Verdauungsvorgänge durch Enzyme. Durch Milchsäurevergärung verschiedener Kohlenhydrate tragen sie zu einer Senkung des pH-Wertes im Darm und damit zu günstigen sauren Stuhlgängen bei. Die frühere Vorstellung, dass Probiotika unabhängig von den Beschwerden die allgemeine Darmgesundheit fördern, gilt inzwischen jedoch als überholt. Heutzutage weiß man, dass verschiedene Darmbakterien verschiedene Funktionen erfüllen und dass Kombinationspräparate oftmals, aber nicht immer den Einzelpräparaten überlegen sind.
Auch die Einsicht, dass Probiotika bei Erkrankungen wie Reizdarmsyndrom, Divertikelkrankheit, Hauterkrankungen, Reisediarrhö, Darmentzündungen, Clostridieninfektion, Durchfallprophylaxe oder Darmfloraschutz unter Antibiotikatherapie verschiedene Anforderungen erfüllen müssen, hat sich inzwischen durchgesetzt. Geeignete Präparate für die jeweiligen Beschwerden können Sie bei Ihrem Apotheker oder Arzt erfragen. Eine Liste mit den bei Reizdarmbeschwerden geeigneten Bakterienstämmen entsprechend der medizinischen Behandlungsleitlinie finden Sie in der Tabelle auf **Seite 120**.
Probiotikapräparate unterscheiden sich nicht nur in der Zusammensetzung, sondern auch

DIE RICHTIGE AUSWAHL

Wichtig ist es, dass Probiotikapräparate gemäß dem Beschwerdebild eingenommen werden, für das sie entwickelt wurden. Außerdem sollten Sie darauf achten, dass die Wirksamkeit des jeweiligen Präparats in klinischen Studien auch tatsächlich nachgewiesen wurde.

PROBIOTIKA FÜR DIE REIZDARMTHERAPIE

Beschwerden	Probiotikum
Obstipation (Verstopfung)	Lactobacillus casei Shirota (z. B. Yakult®) Bifidobacterium animalis ssp. lactis DN-173010 (z. B. Activia®) Escherichia coli Stamm Nissle 1917 (z. B. Mutaflor®)
Blähbauch	Bifidobacterium animalis ssp. lactis DN-173010 (z. B. Activia®) Lactobacillus plantarum 299v (z. B. Innovall-RDS®) Lactobacillus casei Shirota (z. B. Yakult®) Bifidobacterium infantis (z. B. Biocare B. infantis®) Autolysat und Zellfragmente von Escherichia coli und Enterococcus faecalis (z. B. ProSymbioflor®) Kombination aus Bifidobacterium longum, Bifidobacterium infantis, Bifidobacterium breve, Lactobacillus acidophilus, Lactobacillus plantarum, Lactobacillus bulgaricus, Streptococcus thermophilus (z. B. Innovall-CU®)
Diarrhö (Durchfall)	Lactobacillus acidophilus (z. B. Symbiolact A®) Saccharomyces boulardii (z. B. Perenterol®)
Schmerzen	Lactobacillus rhamnosus GG (nur bei Kindern) (z. B. LGG®) Lactobacillus acidophilus (z. B. Symbiolact A®) Saccharomyces boulardii (z. B. Perenterol®) Verschiedene Kombinationspräparate

Tabelle nach P. Layer et al., S3-Leitlinie Reizdarmsyndrom, Z Gastroenterol, 2011.
Die in Klammern ergänzten Produktbeispiele sind eine Zusammenstellung der Autoren dieses Buches und stellen eine Auswahl dar. Es besteht kein Anspruch auf Vollständigkeit.

in der Art und Weise, wie den Bakterien die Magenpassage ermöglicht wird und wie tief diese in den Magen-Darm-Trakt gelangen sollen. So gibt es zum Beispiel magensäurestabile und gallensäurestabile Kapseln. Bei Pulvern führt eine vorzeitige Aktivierung im Wasserglas und damit Steigerung der Bakterienmenge vor der Einnahme dazu, dass die Bakterien lebend und in ausreichender Anzahl durch den Magen bis in den Dünndarm oder sogar bis in den Dickdarm gelangen. Obwohl viele der als Probiotika angebotenen Keime ursprünglich menschlicher Natur waren, siedeln sie sich nicht langfristig im Verdauungstrakt an. Klinische Studien belegen aber, dass eine regelmäßige Probiotikaeinnahme dazu führt, dass diese Mikroben kurz- oder mittelfristig zumindest mehrere Wochen in uns verbleiben. Eine dauerhafte Ansiedlung wird aber bisher von keinem Hersteller versprochen. Dies bedeutet jedoch, dass bei spürbarer Wirksamkeit eine mittelfristige Einnahme erforderlich sein kann. Bei Präparaten, bei denen keine positive Wirkung einsetzt, sollte die Einnahme nach spätestens acht Wochen beendet werden. Sowohl Joghurt, fermentierte Produkte mit lebenden Keimen als auch Probiotika in Form von Nahrungsergänzungsmitteln sind bei Reizdarmbeschwerden auf jeden Fall einen Versuch wert. Wenn Sie zu Nahrungsergänzungsmitteln greifen wollen, sollten Sie sich von einem Apotheker oder Arzt beraten lassen. Eine sinnvolle Probiotikatherapie geht über einen Zeitraum von vier bis acht Wochen. Entscheidungen über eine weitere Therapie sollten Sie von der erzielten Beschwerdefreiheit abhängig machen.

NATÜRLICHE QUELLEN

Gute Probiotika sind auch in Joghurt und ähnlichen Erzeugnissen enthalten. Denn darin bleiben, sofern das Produkt nicht pasteurisiert wurde, lebende Keime erhalten. Klinische Studien weisen darauf hin, dass der Verzehr von Joghurt insbesondere bei hartem Stuhl, Verstopfung und Blähungen von Vorteil ist.

MEDIKAMENTE

Schulmedizinische Präparate können verschiedenen Wirkstoffgruppen zugeordnet werden. Eine medikamentöse Therapie sollte unter Anleitung eines Arztes erfolgen, weshalb hier nur eine Übersicht zu den Wirkstoffgruppen der speziellen Reizdarmtherapie gegeben wird.

Prokinetika/Motilitätsmedikamente

Als Prokinetika werden Medikamente bezeichnet, die Muskelkraft und Transportgeschwindigkeit im Darm beschleunigen. Zur Gruppe der Motilitätsmedikamente zählen aber auch Wirkstoffe, die die Transportgeschwindigkeit verlangsamen.

Abführmittel

Abführmittel sind eine sehr heterogene Wirkstoffgruppe, die von Quellstoffen über Salze bis hin zu stimulierenden Mitteln reicht. Sie alle sind dazu geeignet, einem trägen Darm auf die Sprünge zu helfen.
Dies kann auf verschiedenen Wegen erreicht werden: So kann sich durch das Mittel das Stuhlvolumen erhöhen, die Transportgeschwindigkeit des Stuhls im Darm kann beschleunigt werden, die Stuhlentleerung kann erleichtert oder der Stuhlgang weicher gemacht werden. Präparate aus der Gruppe der Laxantien (*lat. laxare = lockern*) werden von Patienten oft abgelehnt, da ihnen der Makel anhängt, abhängig zu machen. Dies ist aber nachweislich falsch.

Spasmolytika

Unter dem Begriff Spasmolytika werden verschiedene krampflösende Präparate zusammengefasst, die sowohl chemischer als auch pflanzlicher Natur sein können.

Antidepressiva

Aufgrund ihrer beruhigenden Wirkung auf die Nervenzellen wirken Präparate aus der Gruppe der Antidepressiva in niedriger Dosierung auch sehr effektiv auf Symptome des Reizdarmsyndroms. Ihre Verabreichung gehört deshalb zu den Standardtherapien bei Reizdarm.

Schmerzmedikamente

Zu den Schmerzmedikamenten zählen verschiedene Wirkstoffe, die beim Reizdarmsyndrom aber nicht zu den Therapiemitteln der ersten Wahl gerechnet werden. Speziell entwickelte Medikamente zur Reduktion von reizdarmbedingten Schmerzen sind derzeit in Deutschland noch nicht zugelassen.

Antibiotika

Antibiotika, die die Darmflora positiv beeinflussen, sind beim Reizdarmsyndrom durchaus wirksam. In Deutschland ist aktuell jedoch kein Präparat dieser Gruppe zur Reizdarmbehandlung zugelassen.

Enzympräparate

Verschiedene Enzympräparate können die Verdauungsfunktion speziell bei der Eiweißverdauung, der Fettverdauung oder der Kohlenhydratverdauung unterstützen und dadurch Beschwerden minimieren.

Entschäumer

Bei übermäßiger Darmgasbildung und Schwierigkeiten, das Darmgas loszuwerden, ist die Einnahme von Entschäumern eine sinnvolle Möglichkeit der Behandlung.

Gallensäurebinder

Bei Reizdarmbeschwerden mit Durchfall können Gallensäurebinder den Spuk beenden, wenn ein Gallensäureverlustsyndrom Ursache des Durchfalls ist.

Homöopathische Mittel

Großer Beliebtheit erfreut sich ein auf Brechnuss basierendes Präparat. Schulmedizinisch spielt die Homöopathie bei Reizdarm aufgrund des fehlenden Wirksamkeitsnachweises jedoch keine Rolle.

Exkurs: Superfoods

Sogenannte Superfoods haben in der Ernährungsmedizin und damit in der Reizdarmbehandlung keinen Platz. Bei Superfoods handelt es um akzeptiert gesunde Lebensmittel, deren zusätzliche gesundheitliche Wirkungen aber nicht belegt sind. Für die FODMAP-Diät sind die als Superfoods bekannten Heidelbeeren, Goji-Beeren, Chia-Samen oder der Amarant aber gut geeignet und können Ihnen neue Geschmackserlebnisse bescheren.

PHYTOTHERAPEUTIKA

Der Einsatz von Phytotherapeutika, also pflanzlichen Präparaten, ist bei Reizdarmbeschwerden eine etablierte Therapie, deren Wirkmechanismen teilweise sehr gut bekannt sind. Verkapselte Öle wie Pfefferminzöl oder Kümmelöl, kombinierte alkoholische Pflanzenextrakte auf Schleifenblumenbasis (Schleifenblume, Angelikawurzel, Kamillenblüte, Kümmelfrüchte, Mariendistelfrüchte, Melissenblätter, Pfefferminzblätter, Schöllkraut, Süßholzwurzel) und Myrrhepräparate sind klinisch getestet und werden in den Behandlungsleitlinien benannt. Streng genommen gehören auch Flohsamenschalen und Leinsamen sowie Medizinaltees zur Phytotherapie.

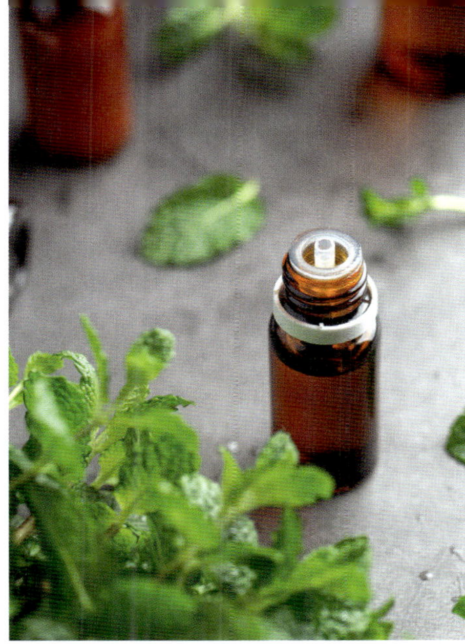

Geeignet zur äußerlichen und innerlichen Anwendung: Pfefferminzöl sorgt für ein gutes Bauchgefühl.

PHYTOTHERAPEUTIKA FÜR DIE REIZDARMTHERAPIE

Beschwerden	Phythotherapeutikum
Schmerzen	Pfefferminzöl, Angelikawurzel, Melissenblätter
Blähungen	Pfefferminzöl, Kümmelöl, Schleifenblumen-Kombinationspräparat, Kamillenblüte, Kümmelfrüchte, Melissenblätter, Anis, Fenchel
Verstopfung	Flohsamenschalen, geschrotete Leinsamen, Rhabarberwurzel, Faulbaumrinde, Sennesfrüchte, Sennesblätter, Ingwer, Ginseng
Durchfall	Flohsamenschalen, geschrotete Leinsamen, Myrrhe, Kaffeekohle, Tausendgüldenkraut
Krämpfe	Pfefferminzöl, Kümmelöl, Lavendelöl, Fenchel, Anis
Entzündungen	Myrrhe, Kaffeekohle, Kurkuma, Weihrauch, Schleifenblumen-Kombinationspräparat
Übelkeit	Ingwer, Schleifenblumen-Kombinationspräparat, Minze, Melisse

BÜCHER, DIE WEITERHELFEN

Enck, Paul; Frieling, Thomas
Darm an Hirn!
Herder

Enders, Gulia
Darm mit Charme: Alles über ein unterschätztes Organ
Ullstein

Layer, Peter; Keller, Jutta
Das Reizdarmsyndrom: Pathogenese, Diagnostik und Therapie
Uni-Med Verlag

Mayer, Emeran
Das zweite Gehirn
Riva

Storr, Martin
Der Ernährungsratgeber zur FODMAP-Diät
Zuckschwerdt

Storr, Martin
Der FODMAP Plan – Unbeschwert essen mit der FODMAP Diät
Books on Demand

Storr, Martin; Babst, Björn
Darmhypnose: Den Reizdarm dauerhaft beruhigen
Trias (Audio-CD)

Storr, Martin
Ernährungs-Symptom-Tagebuch
Books on Demand

Storr, Martin; Bissinger, Angelika
Mindful Darm: Achtsamkeitsübungen gegen Reizdarm
Trias (Hörbuch)

Storr, Martin; Bissinger, Angelika
Den Reizdarm beruhigen mit Yoga
Trias

Aus dem GRÄFE UND UNZER VERLAG

Fritzsche, Doris
Histamin-Intoleranz

Heepen, Günther H.
Chaos im Darm

Wilhelmi, Martin; Studerus, Diana; Gibson, Peter
Nie wieder Blähbauch

ADRESSEN, DIE WEITERHELFEN

Internet-Links

www.dgvs.de
Deutsche Gesellschaft für Gastroenterologie, Verdauungs- und Stoffwechselkrankheiten.

www.fodmap-info.de
Seite mit Blog zur FODMAP-Diät (Zuckschwerdt Verlag).

www.magendarm-forum.de
Informationsforum für Magen-Darm-Erkrankungen der Deutschen Gesellschaft für Neurogastroenterologie mit Expertenfinder zum Reizdarmsyndrom.

www.reizdarmselbsthilfe.de
Deutsche Reizdarmselbsthilfe e. V.

www.reizdarm-selbsthilfe.at
Österreichische Patienteninitiative Reizdarm

SACHREGISTER

REZEPTREGISTER

IMPRESSUM

Projektleitung: Monika Rolle
Lektorat: Ulrike Geist
Bildredaktion:
Simone Hoffmann
Umschlaggestaltung und Layout: independent Medien-Design, Horst Moser, München
Herstellung: Petra Roth
Satz: Reemers Publishing Services GmbH
Reproduktion: Medienprinzen GmbH, München
Druck und Bindung: Firmengruppe Appl, aprinta druck, Wemding

Printed in Germany

ISBN 978-3-8338-7105-4

2. Auflage 2020

Die GU-Homepage finden Sie unter www.gu.de

GRÄFE UND UNZER

Ein Unternehmen der
GANSKE VERLAGSGRUPPE

Bildnachweis

Rezeptfotografie: Katrin Winner
Foodstyling: Gerlinde Hans
Fotografie Yoga:
Susanne Schramke (S. 98, 103–107, Innenklappe vorn li. Mitte und re. oben)
Illustrationen und Grafiken: Nora Harms (Cover/U1), Claudia Lieb (Buch innen)
Weitere Bilder: Getty Images: Klappe hinten, S. 8, 123. GU: S. 40 (Silvio Knezevic), 55 (Anke Schütz), 61 (Jörn Rynio), 73 (Fotos mit Geschmack), 92 (Wolfgang Schardt). iStockphoto: U4 li., Klappe vorn innen, S. 2, 6, 72, 113, 114, 116, 118. Plainpicture: S. 48. Privat/Storr: S. 4. Science Photo Library: S. 12. Shutterstock: S. 57 (Lebensmittel-Ikons). Stocksy: S. 32, 34, 96.
Dankeschön für die freundliche Unterstützung der Fotoproduktion an: www.lululemon.com
Syndication:
www.seasons.agency

Wichtiger Hinweis

Die Gedanken, Methoden und Anregungen in diesem Buch stellen die Meinung bzw. Erfahrung der Verfasser dar. Sie wurden von den Autoren nach bestem Wissen erstellt und mit größtmöglicher Sorgfalt geprüft. Sie bieten jedoch keinen Ersatz für persönlichen kompetenten medizinischen Rat. Jede Leserin, jeder Leser ist für das eigene Tun und Lassen auch weiterhin selbst verantwortlich. Weder Autoren noch Verlag können für eventuelle Nachteile oder Schäden, die aus den im Buch gegebenen praktischen Hinweisen resultieren, eine Haftung übernehmen.

QUALITÄTS G|U GARANTIE

LIEBE LESERINNEN UND LESER,

wir wollen Ihnen mit diesem Buch Informationen und Anregungen geben, um Ihnen das Leben zu erleichtern oder Sie zu inspirieren, Neues auszuprobieren. Wir achten bei der Erstellung unserer Bücher auf Aktualität und stellen höchste Ansprüche an Inhalt und Gestaltung. Alle Anleitungen und Rezepte werden von unseren Autoren, jeweils Experten auf ihren Gebieten, gewissenhaft erstellt und von unseren Redakteuren/innen mit größter Sorgfalt ausgewählt und geprüft.

Haben wir Ihre Erwartungen erfüllt? Sind Sie mit diesem Buch und seinen Inhalten zufrieden? Haben Sie weitere Fragen zu diesem Thema? Wir freuen uns auf Ihre Rückmeldung, auf Lob, Kritik und Anregungen, damit wir für Sie immer besser werden können. Und wir freuen uns, wenn Sie diesen Titel weiterempfehlen, in Ihrem Freundeskreis oder bei Ihrem online-Kauf.

Sollten wir Ihre Erwartungen so gar nicht erfüllt haben, tauschen wir Ihnen Ihr Buch jederzeit gegen ein gleichwertiges zum gleichen oder ähnlichen Thema um.

KONTAKT

GRÄFE UND UNZER VERLAG
Leserservice
Postfach 86 03 13
81630 München
E-Mail: leserservice@graefe-und-unzer.de

Telefon: 00800 / 72 37 33 33*
Telefax: 00800 / 50 12 05 44*
Mo-Do: 9.00–17.00 Uhr
Fr: 9.00–16.00 Uhr
(*gebührenfrei in D,A,CH)

www.facebook.com/gu.verlag